骨质疏松

门诊故事

边平达 编著

人民卫生出版社

·北京·

图书在版编目（CIP）数据

骨质疏松门诊故事 / 边平达编著. -- 北京 ：人民
卫生出版社，2025. 7. -- ISBN 978-7-117-37945-8

I. R681

中国国家版本馆 CIP 数据核字第 2025E6P564 号

骨质疏松门诊故事
Guzhishusong Menzhen Gushi

编　　著	边平达	
出版发行	**人民卫生出版社**（中继线 010-59780011）	
地　　址	北京市朝阳区潘家园南里 19 号	
邮　　编	100021	
E - mail	pmph @ pmph.com	
购书热线	010-59787592　010-59787584　010-65264830	
印　　刷	北京瑞禾彩色印刷有限公司	
经　　销	新华书店	
开　　本	710×1000　1/16　　印张：14	
字　　数	118 千字	
版　　次	2025 年 7 月第 1 版	
印　　次	2025 年 8 月第 1 次印刷	
标准书号	ISBN 978-7-117-37945-8	
定　　价	39.00 元	

打击盗版举报电话	010-59787491	E- mail	WQ @ pmph.com
质量问题联系电话	010-59787234	E- mail	zhiliang @ pmph.com
数字融合服务电话	4001118166	E- mail	zengzhi @ pmph.com

序

随着全球人口老龄化进程的加速，骨质疏松已成为威胁中老年人健康的重大公共卫生挑战。该病易诱发脆性骨折，导致死亡率和残疾率上升。数据显示，髋部骨折患者一年内死亡率高达 20%，残疾率超过 50%，幸存者往往面临生活质量断崖式下降的困境。

要做好骨质疏松的防治工作，医护人员既需精研专业领域的前沿进展，更应肩负起健康科普的社会责任。通俗易懂的科普内容能提升公众对骨骼健康的认知水平，让"早防、早筛、早治"的理念真正融入大众生活，使每位患者都能成为自身骨骼健康的守护者。

浙江省人民医院边平达主任医师深耕骨质疏松领域十余载，积累了丰富的防治经验。近年来，他基于医学理论积淀和临床实践经验，创作了百余篇兼具学术严谨性与公众可读性的健康科普作品。近期，他将这些作品进行系统梳理，最终汇集成《骨质疏松门诊故事》一书。

序

　　我荣幸受邀为本书作序，期待边平达主任以此书为新起点，续写科普创作新篇章，为我国骨质疏松防治事业作出更大贡献！

中华医学会骨质疏松和骨矿盐疾病分会候任主任委员

中南大学代谢内分泌研究所所长

2025 年 2 月

前言

追风赶月莫停留，平芜尽处是春山！

2023 年年初前一本科普书籍《听医生说骨质疏松》定稿后，我就开始创作本书《骨质疏松门诊故事》。

在创作本书时，我尽量书写在前一本书中没有详细阐述的内容。比如血钙增高是否代表补钙充足，长期服用抑酸药为何会诱发骨质疏松，注射地舒单抗后能否拔牙，引起低磷骨软化的常见病因有哪些等。因此，这是两本不同的介绍骨质疏松防治知识的科普书籍。

在创作本书时，我尽量结合病例来阐述骨质疏松防治的基本理论。比如在前一本书中介绍了糖皮质激素诱发骨质疏松的发病机制和防治策略，而在本书中用七个椎体骨折的病例，来说明糖皮质激素相关性骨质疏松防治的重要性。可见，这两本书是姊妹篇，其中前一本书以介绍基本理论为主，而本书以分享临床案例为主。

本书分骨质疏松的"隐形窃贼"、骨质疏松检查的那些事、防骨折是硬道理、钙和维生素 D 补充、药物是一把"双刃剑"和骨质疏松门诊实录这六章。两本书都主张尽早防治骨质疏松，并联合应用骨密度和血清骨代谢标志物检测结果对骨质疏松症患者进行个体化治疗。

本书主要适合绝经后女性、老年男性和关注骨骼健康的人群阅读，当然也可供从事骨科、内分泌、骨质疏松、老年医学、全科医学等专业的医师参考。由于本人水平有限，骨质疏松防治理念又在不断更新，故书中定有不妥之处，恳请各位读者朋友批评指正！

衷心感谢中华医学会骨质疏松和骨矿盐疾病分会候任主任委员谢忠建教授，在百忙之中为本书撰写序言！衷心感谢所有帮助本书出版、传播的专家和朋友们！

学习本无底，前进莫彷徨。本书定稿之时，就是下一本科普书籍创作之日！

浙江省人民医院老年医学中心

2025 年 3 月

目录

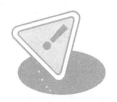

第一章　骨质疏松的"隐形窃贼"

第二章　骨质疏松检查的那些事

第三章　防骨折是硬道理

第六章　骨质疏松门诊实录

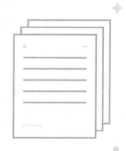

第一章
骨质疏松的"隐形窃贼"

1. 骨质疏松，可防可治

　　说到骨质疏松，人们常将其形容为"寂静的杀手""静悄悄的流行病"，并把髋部骨折比喻为"人生的最后一次骨折"。虽然骨质疏松的危害的确很大，但是它至少有以下三点值得"表扬"！

骨质疏松是一种可以预防的疾病

　　尽管骨质疏松及其所致的骨折可引起疼痛和功能障碍，严重影响患者的生活质量，并增加死亡率和残疾率，但是骨质疏松是一种可以预防的疾病。

　　骨质疏松的预防最早应从婴幼儿时期开始。婴儿出生后最好能接受母乳喂养，并在 6 个月后添加辅食。儿童和青少年应该坚持喝牛奶并积极参加室外活动，以促进骨骼的发育，尽可能地提高峰值骨量。成年后，人们要注意避免吸烟、酗酒、熬夜等不良生活方式，以维持骨密度。

　　2018 年中国骨质疏松症流行病学调查结果显示，我国 50 岁以上女性骨质疏松症患病率为 32.1%，约是男性

（6.0%）的5倍（见图1-1），因此，中老年女性是骨质疏松防治的重点人群。

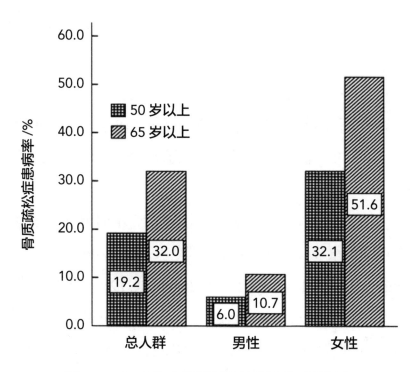

图 1-1　2018 年中国骨质疏松症流行病学调查

骨质疏松有明确的检测项目

骨质疏松的检测项目主要有两个，一是双能 X 射线吸收法（dual energy X-ray absorptiometry，DXA）检测的骨密度，二是血清骨代谢标志物检测。

DXA 检测的骨密度不仅是目前骨质疏松诊断的金

标准，而且是骨折风险评估、药物疗效判断的重要依据之一。此外，DXA 检测时的电离辐射量较低，约是胸部正位 X 线片的 1/10。

血清骨代谢标志物检测一般包括 5 个项目，其中25- 羟基维生素 D 和甲状旁腺激素均属于骨代谢调控激素，两者呈负相关，即当维生素 D 不足时，甲状旁腺激素升高，而在补充维生素 D 后，随着血清 25- 羟基维生素 D 水平的升高，血清甲状旁腺激素水平可出现明显下降。

血清骨代谢标志物检测中还包括 3 个骨转换标志物，即 I 型胶原羧基末端肽交联（carboxy-terminal cross-linking telopeptide of type 1 collagen，CTX）、I 型前胶原氨基末端肽（procollagen type 1 amino-terminal propeptide，P1NP）和骨钙素。多项研究表明，上述 3 个骨转换标志物增高均提示需要接受抗骨吸收治疗。

骨质疏松是一种可以治疗的疾病

根据作用机理，目前抗骨质疏松药物主要分为骨吸收抑制剂、骨形成促进剂（如特立帕肽）、双重作用药物（如硬骨抑素单克隆抗体）、其他机制类药物（如活性维生素 D 及其类似物、维生素 K 类、中成药）。

在骨吸收抑制剂中，又以 NF-κB 受体激活蛋白配体（receptor activator of NF-κB ligand，RANKL）抑制剂（地舒单抗）和双膦酸盐类药物最为常用。地舒单抗（60 毫克），一般每 6 个月皮下注射 1 次，使用方便，且不良反应少。

目前国内常用的双膦酸盐类药物主要是阿仑膦酸钠和唑来膦酸，其中前者每周服用 1 片（70 毫克），部分患者可出现反酸等胃肠道反应；而后者每年静脉滴注 1 次（5 毫克），约有 1/3 患者会出现发热、肌肉痛等急性期反应。

2. 骨质疏松会遗传吗

"医生，骨质疏松会遗传吗？"

80 岁的郝女士对此感到困惑不解。郝女士在骨折后被查出患有骨质疏松，结果她的 3 个女儿也"躺枪"了。

母女四人均为骨质疏松

郝女士上了年纪后，只要走路、站立时间稍长，就会感到腰背酸痛，但她一直没有就医。

不久前，郝女士在家洗澡时不慎滑倒，瞬间感到腰背部剧痛、无法动弹。女儿连忙拨打"120"急救电话，将她送到医院就诊。检查发现其第 12 胸椎为新鲜压缩性骨折，郝女士被诊断为绝经后骨质疏松症。

听说郝女士有 3 个女儿，医生建议她们都来查一下骨密度，结果让全家大吃一惊，3 个女儿均患有骨质疏松！

骨质疏松与遗传有关

我们曾经对 600 多例 45 ~ 94 岁（平均 72 岁）的中

老年女性进行调查，发现女性平均绝经年龄是 50 岁，约在绝经后 20 年（约 70 岁）时发展为骨质疏松。郝女士的 3 个女儿（年龄分别为 53 岁、55 岁、57 岁），均在不到 60 岁时出现骨质疏松，这表明遗传因素在骨质疏松的发生中起到了重要作用。

无论男性还是女性，在经历青春期骨骼发育后，骨密度迅速增加，在 30 岁左右达到峰值骨量，随后进入平台期，在 40 岁左右骨密度开始逐渐下降（见图 1-2）。

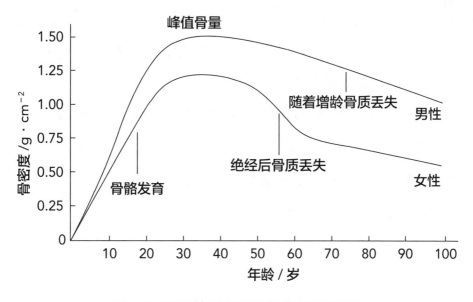

图 1-2 不同性别人群骨密度的变化趋势

人类峰值骨量的高低，主要由遗传因素决定（约占 70%）。女性峰值骨量越高，绝经后患骨质疏松的风险也就越小。因此，父母患有骨质疏松，其子女一定要早防、早筛、早治。

绝经后女性要注意防治骨质疏松

郝女士的 3 个女儿之所以均患骨质疏松，除了遗传因素外，还与她们在绝经后没有及时接受抗骨质疏松治疗有关。

我们在调查中发现，女性骨质疏松症患病率随绝经时间延长而迅速增高，即从围绝经期的 10% 上升到绝经后 16～20 年的 63%，因此，女性绝经后 20 年是骨质疏松防治的关键时期。

绝经后女性体内雌激素水平迅速下降，破骨细胞活性明显增强，骨质快速丢失，如果不及时采取干预措施，就容易发展成骨质疏松。

3. 母乳喂养不足，为何增加骨质疏松风险

"我还真患上了骨质疏松？！"

当51岁的王女士看到骨密度报告，简直不敢相信自己的眼睛。王女士这次来门诊，本来是陪父亲来看骨质疏松的。

"医生，你怎么知道我可能患有骨质疏松的？"王女士不解地问。

"你体型瘦小，又已绝经，是骨质疏松的高危人群，而骨质疏松又需要早筛早治，所以建议你先做个骨密度检查。"医生笑着回答。

母乳喂养不足是重要诱因

王女士DXA骨密度检查示骨质疏松，其中股骨颈骨密度T值为−3.0，相当于70多岁女性的骨密度水平。

追问病史后发现，王女士出生后不久，因其母亲身体欠佳，她只好接受人工喂养。王女士从小体质虚弱，体型比同龄人瘦小，小学和中学期间都坐在第一排听课。

王女士容易出现过敏症状，比如在阳光下易出现皮肤红肿、瘙痒等皮炎症状，目前全年 365 天都使用防晒霜。此外，王女士很少喝牛奶，只要一喝牛奶，就会出现腹胀、腹泻等症状。

峰值骨量低下是根本原因

王女士绝经 1 年后检查就发现骨质疏松，除了与遗传因素有关外，主要是因为其婴儿期母乳喂养不足，青春期骨骼发育较慢，其峰值骨量明显低于同龄女性。

峰值骨量在骨质疏松的发生和发展中起着重要作用。流行病学调查显示，峰值骨量每增加 10%，骨质疏松发病约推迟 13 年，未来罹患骨质疏松性骨折的风险下降约 50%。

及时干预可延缓骨质疏松进展

女性在进入围绝经期前，要坚持均衡饮食、补充足够的钙（包括喝牛奶和服用钙片），并坚持参加室外活动，避免长期过度使用防晒霜、过量喝咖啡等不良生活习惯；而在进入围绝经期后，一定要及时接受骨密度和血清骨代谢标志物检测，并做相应处理。

　　王女士的血清骨代谢标志物检测结果显示骨质丢失快、维生素 D 不足，故在补充钙和维生素 D 的基础上，接受了抗骨吸收治疗。

4. 月经周期改变，骨质丢失的"信号"

约在 6 年前，45 岁的陈女士的月经周期出现明显改变，但当时检测的腰椎骨密度与 41 岁时的检测结果相比未见明显下降，故未引起其重视。

1 年前，陈女士因停经来复查，发现腰椎骨密度已出现明显下降（5 年中每年平均下降 1%）。医生建议她接受绝经激素治疗（menopausal hormone therapy，MHT），但她因担心药物不良反应而拒绝治疗。近期陈女士来复查，发现近 1 年来骨密度下降更快了（约 5%），见图 1-3。

不要到骨折后，才想到接受骨密度检查

骨质疏松是一种"静悄悄的流行病"，其初期常无明显临床表现，但是随着骨量的不断丢失和骨微结构的持续破坏，患者可出现腰背部酸痛，并容易在跌倒等情况下发生骨折。很多人往往是在发生骨折后，通过骨密度检查才发现自己患有骨质疏松。

一般建议女性从 40 岁开始，定期接受 DXA 骨密度

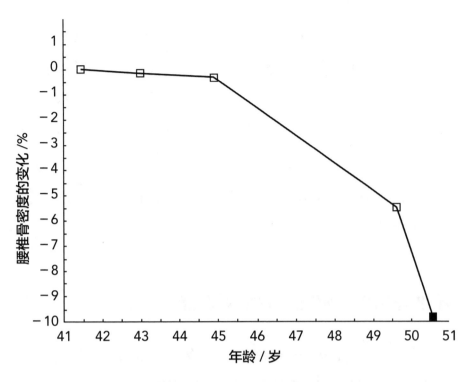

图 1-3　陈女士近 10 年腰椎骨密度的变化趋势

检查，以便及时了解骨密度的变化情况，并在骨密度出现明显下降时采取相应的防治措施。

不要到绝经后，才想到采取干预措施

很多女性在绝经后才意识到需要防治骨质疏松。40岁以后，女性如果出现月经周期明显改变，提示其卵巢功能开始衰退，体内雌激素水平逐渐下降，骨质丢失明显增快。如果陈女士在 45 岁月经周期出现明显改变时，及时采取干预措施，她的骨密度下降速度就不会这么快！

女性在进入围绝经期后，骨质疏松的干预措施包括基础措施和药物治疗。基础措施包括均衡膳食、规律运动、补充钙和维生素 D；药物治疗可在医生指导下选择 MHT，以补充外源性激素（包括雌激素，常联合应用孕激素），对不愿意或不适宜接受 MHT 的女性可选择抗骨吸收治疗。

不要等到骨质疏松，才接受治疗

从骨密度检查结果来看，陈女士目前处于骨量减少阶段（腰椎骨密度 T 值为 -1.6）。很多人认为，既然还没有达到骨质疏松的诊断标准（T 值 $\leqslant -2.5$），就不需要治疗，这种想法其实是错误的。

首先，骨密度 T 值主要用于诊断，而非作为临床治疗的界限。换句话说，T 值仅能够确定存在骨质疏松危险因素的人是否患有骨质疏松，但并非只有骨质疏松才需要治疗，一旦骨质丢失速度加快，无论处于骨量减少还是骨量正常阶段，都需要进行治疗。

其次，女性在进入围绝经期后，其骨密度下降是一个持续的过程。一般而言，女性绝经后骨密度 T 值平均每年下降 0.1，也就是说，如不及时采取治疗措施，陈女士约在 10 年后（60 岁左右）发展为骨质疏松。

所有的疾病都需要尽早防治，骨质疏松也不例外！

 小贴士　**什么是围绝经期**

　　大多数女性围绝经期以月经紊乱开始，也有部分人以潮热、出汗等症状为首发表现。一般而言，一位 40 岁以上的女性，如果在 10 个月经周期内有 2 次及以上相邻月经周期改变 ≥ 7 天，就可以认为该女性已经进入围绝经期。绝经是指月经的永久性停止，属于回顾性临床诊断。40 岁以上的女性停经 12 个月，在排除妊娠及其他可能导致闭经的疾病后，即可临床诊断为绝经。正常女性的自然绝经年龄是 45 ～ 55 岁。

5. 长期节食，加速骨质疏松进程

现在有一些老年人，特别是农村的老年人，由于年幼时家境贫困，逐渐养成了节衣缩食的习惯。其实，长期过度节食会加速骨质疏松的进程，年近七旬的颜奶奶就是其中一个典型的例子。

颜奶奶的发病经过

近日门诊来了一位身材矮小的颜奶奶，她身高 1.45 米，体重 43 千克，有轻度驼背。

约在 10 年前，颜奶奶在上山砍柴时滑倒，腰部出现剧烈疼痛。由于居住在偏僻的农村，交通不便，加上子女都在外地，当时她并未及时就医。此后，颜奶奶多次因跌倒而出现腰痛，每次在家平卧一段时间后腰痛就会缓解。

1 个多月前，颜奶奶在搬水桶时突然出现腰痛，平卧休息 1 个多月，腰痛却逐渐加重。在医院就诊时，腰椎磁共振成像（magnetic resonance imaging，MRI）检查显示腰 2 椎体新鲜压缩性骨折，腰 1、腰 4、腰 5 椎体陈旧性骨折。

骨质疏松与长期节食有关

颜奶奶不到 70 岁，就已出现多次椎体骨折。按照《原发性骨质疏松症诊疗指南（2022）》的标准，出现椎体脆性骨折，即可诊断骨质疏松。因此，颜奶奶 10 年前就是骨质疏松了。

颜奶奶过早出现骨质疏松，除了与其绝经（48 岁）有关外，还与其长期节食有关。众所周知，骨骼的正常发育和维持离不开营养，如果长期过度节食，就会导致蛋白质等营养物质摄入不足，进而诱发骨质疏松。

据颜奶奶的女儿说，颜奶奶平时很少吃肉，从不吃鸡蛋，家里母鸡下的鸡蛋，都攒起来留给在外地工作的孩子；颜奶奶也从不喝牛奶，子女们看她宁愿牛奶过期变质也不喝，就不再给她买了……

营养支持可助其康复

由于颜奶奶不愿意接受椎体成形术（俗称打骨水泥），故予保守治疗。颜奶奶在接受抗骨质疏松治疗后，应坚持平卧静养，加强营养。那么，颜奶奶回家后在饮食上应注意什么呢？

1. 膳食多样化 平均每天要摄入 12 种以上食物，

每周 25 种以上食物，其中包括谷薯类（每天 250～400克）、蔬菜类（每天 300～500克）、水果类（每天 200～350克）、畜禽鱼蛋奶类、大豆坚果类等，因为不同的食物含有不同的营养成分。

2. 保证蛋白质的摄入量 颜奶奶早上要吃 1 个鸡蛋（约含蛋白质 7 克），睡前要喝 1 杯 250 毫升的牛奶（约含蛋白质 8 克），三餐还要适当食用鱼虾、畜禽肉等食物。

3. 补充足够的钙 骨质疏松患者一般每天需要摄入1 000 毫克的钙，但我国居民每日膳食中仅摄入 400 毫克的钙，因而颜奶奶每日还要服用钙片（如 1 片碳酸钙维生素 D_3 含钙 600 毫克）。

4. 补充足量的维生素 D 颜奶奶的血清 25- 羟基维生素 D 水平为 14.88ng/mL，属于维生素 D 缺乏（< 20ng/mL），因而颜奶奶除了要多吃富含维生素 D 的食物（如海洋鱼类、牛奶、蛋黄、动物内脏）外，还应该适当补充维生素 D 制剂。

6. 自身免疫病，为何悄悄"偷走"你的骨量

6 个月前，53 岁的傅女士看到自己的骨密度报告（股骨颈骨密度 T 值为 -2.5），不解地问："20 年了，我天天吃钙片，怎么还会出现骨质疏松？"

这还要从傅女士的发病开始说起。

傅女士的发病经过

20 年前，傅女士的手指常在秋冬季节受凉后出现皮肤发白（即雷诺现象），每次发作持续数分钟后可自行恢复，但无明显发热、关节肿痛和面部蝶形红斑。

傅女士到医院检查，抽血检测后发现抗核抗体滴度明显增高（1 : 320），另有多个抗体（抗双链 DNA 抗体、抗 Sm 抗体）阳性，故被诊断为系统性红斑狼疮（systemic lupus erythematosus，SLE）。

20 年来，傅女士除了每天服用泼尼松片和硫酸羟氯喹片来控制病情外，还坚持服用钙片来预防骨质疏松。

SLE 相关性骨质疏松的发病机制

SLE 是一种以 20 ~ 40 岁育龄女性发病为主，以免疫性炎症为重要特征，累及多系统、多器官的自身免疫性疾病，我国 SLE 的患病率为（30 ~ 70）/10 万。

随着医疗技术的发展，SLE 患者的寿命不断延长，但其相关性骨质疏松的患病率却在逐年增加。SLE 患者易患骨质疏松，主要与炎症、免疫、药物等多种因素有关。

1. 炎症因素 SLE 是一种以血管炎为主要特征的疾病，微循环失调和炎症因子（如白细胞介素 -6 等）异常增高，会增强破骨细胞的活性，加快骨质丢失的速度。

2. 免疫因素 SLE 存在明显的细胞免疫和体液免疫异常，而异常的免疫功能可打破患者体内成骨细胞和破骨细胞之间的平衡，加快骨质丢失的速度。

3. 药物因素 糖皮质激素具有抗炎和免疫调节作用，是目前治疗 SLE 的常用药物。但长期使用糖皮质激素，会抑制成骨细胞的活性，减少小肠对钙、磷的吸收，从而诱发骨质疏松。

此外，SLE 患者易患骨质疏松，还与其精神压力过大、过度防晒、肾脏损伤等因素有关。

傅女士骨质疏松防治的误区

尽管傅女士较早发现 SLE 并坚持治疗，但她仍然出现了骨质疏松，这是因为在她的治疗中存在两个误区。

误区 1　单靠钙片防治骨质疏松

SLE 相关性骨质疏松的发生和发展，主要是炎症、免疫和药物等多种因素导致破骨细胞活性明显增强。因此，防治关键是及早使用骨吸收抑制剂，而不是单纯补钙。

误区 2　没有骨质疏松就不需要治疗

5 年前傅女士曾接受过骨密度检查，当时显示骨量减少（T 值为 -2.1），医生说"还未达到骨质疏松的诊断标准，吃钙片就可以了"。如果当时就开始进行抗骨吸收治疗，或许就不会发展到骨质疏松了。

6 个月前，傅女士检测血清骨代谢标志物，发现其骨质丢失偏快（其中 CTX 为 459.5pg/mL），故在补钙的基础上接受了抗骨吸收治疗。

近期，傅女士来院复查骨密度，发现股骨颈骨密度明显回升，T 值已从 -2.5 上升到 -2.3（仍处于骨量减少阶段）。

7. 胃药吃多了，骨骼会"遭殃"

54岁的周女士经DXA骨密度检查诊断为骨质疏松（其中腰椎骨密度T值为−2.5）。医生询问病史后发现，周女士患骨质疏松，与其长期服用质子泵抑制剂（proton pump inhibitors，PPIs）有关。

她为何长期服用PPIs

约在15年前，周女士在无明显诱因的情况下出现餐后呕吐，后来发展到喝水也会呕吐，体重迅速下降，在不到1年的时间里，体重从53千克下降至40千克。

周女士曾多次到当地医院就诊，起初医生考虑她可能患有胃食管反流病，遂让周女士服用PPIs（奥美拉唑）和胃肠动力药（莫沙必利）等药物，但效果不佳，后来周女士接受胃镜检查被诊断为贲门失弛缓症。

贲门失弛缓症是一种原发性食管动力障碍性疾病。食管下括约肌松弛不良、食管蠕动缺失，导致食物潴留在食管内，从而引起吞咽困难、反流、体重下降等症状。该病罕见，其患病率为（10~15）/10万，多见于

40～60 岁人群。

8 年前，因呕吐症状加重，严重影响日常生活，周女士接受了经口内镜食管下括约肌切开术。术后，周女士的呕吐等症状明显缓解，体重也恢复到 50 千克左右。但在术后 2 年，周女士又出现呕吐等症状，只好继续服用 PPIs。

长期服用 PPIs 诱发骨质疏松的机制

10 年前，周女士出现腰背部和双膝关节酸痛，爬楼时症状更明显。8 年前，因手术后呕吐等症状缓解，她曾一度停服 PPIs，腰背部和双膝关节的酸痛症状也随之自然缓解。

6 年前，因呕吐等症状加重，周女士只好继续服用兰索拉唑等 PPIs，腰背部和双膝关节重新出现酸痛不适。3 年前，周女士来院接受了 DXA 骨密度检查，结果显示骨量减少（其中腰椎骨密度 T 值为 –2.2）。

研究表明，长期（6 个月或更长时间）服用 PPIs 可诱发骨质疏松，并增加髋部、椎体、腕部等部位骨折的风险。那么，长期服用 PPIs 为何会诱发骨质疏松呢？

首先，PPIs 可明显抑制胃酸分泌，导致肠道对钙的吸收减少。植物性食物中的钙多以不溶性盐的形式存在，其分解过程依赖于胃酸的 pH 值。当胃酸分泌减少时，钙的吸收就会受到影响。

其次，长期服用 PPIs，不仅会使血钙水平降低，还可使促胃液素分泌增加。血钙降低和促胃液素增加可诱导甲状旁腺功能亢进，增强破骨细胞的活性，从而导致其骨吸收增加。

再次，PPIs 可能会影响成骨细胞表面的离子通道功能，导致成骨细胞内钙离子浓度持续升高，进而诱发成骨细胞凋亡，导致骨形成减少。

此外，PPIs 明显抑制胃酸分泌，还会导致镁、铁等矿物质以及维生素 B_{12} 等吸收减少，这也是诱发骨质疏松的原因。

周女士的综合治疗策略

约在 5 年前，周女士因出现潮热、失眠等症状，到当地妇幼保健院就诊。医生考虑其为围绝经期综合征，并给予绝经激素治疗（服用雌二醇/地屈孕酮片）至今。

那么，目前周女士该如何治疗呢？

首先，周女士要坚持摄入富钙、低盐（每日盐摄入量小于 5 克）和适量蛋白质（每日每千克体重 1.0～1.2 克）的均衡饮食。

其次，由于 PPIs 服用持续时间越长，对骨骼的不利影响越大，因而周女士应在医生指导下，适当减少每周服用 PPIs 的次数。

再次，从周女士血清骨代谢标志物检查结果来看，其骨转换水平较低（其中 CTX 为 105.3pg/mL）、维生素 D 不足。因此，在补充钙和维生素 D 的基础上，她可以继续接受绝经激素治疗。

最后，周女士应注意保持良好的心态，坚持散步、慢跑、跳广场舞等运动，并定期到消化科和骨质疏松科进行随访。

8. 甲状腺素替代治疗是"双刃剑"

常有患者问：服用左甲状腺素钠片会不会诱发骨质疏松？在临床上，生理剂量的左甲状腺素钠片主要用于甲状腺功能减退的替代治疗，通常不会诱发骨质疏松。

但在某些情况下，如甲状腺癌患者术后需要接受促甲状腺激素（thyroid-stimulating hormone，TSH）抑制治疗时，左甲状腺素钠的剂量往往会超过生理剂量，就会诱发或加重骨质疏松。52 岁的黄女士就是这样一个典型的例子。

黄女士的 3 次甲状腺手术史

10 年前，42 岁的黄女士在接受甲状腺超声检查后发现左侧甲状腺结节（纵横比 > 1），在外院接受甲状腺次全切除术。术后病理切片显示为甲状腺乳头状癌（原位癌），术后她每日服用左甲状腺素钠片 100 微克。

6 年前，黄女士在甲状腺术后定期复查时，医生发现其甲状腺残余右叶中部结节。细针穿刺显示为甲状腺乳头状癌，黄女士接受右侧残余甲状腺癌根治术，术后医生予其碘$^{-131}$放射治疗，并让她继续服用左甲状腺素钠片（每日 100 微克）。

2 年前，黄女士复查时医生发现她右侧颈部有一枚肿大淋巴结，故行右侧根治性颈淋巴结清扫术，术后黄女士继续服用左甲状腺素钠片（每日 100 微克）。

甲状腺癌术后为何要接受 TSH 抑制治疗

近年来，甲状腺癌的发病率持续上升，已跃居女性恶性肿瘤排行榜第 4 位。在甲状腺癌中，分化型甲状腺癌（differentiated thyroid carcinoma，DTC）占 95% 以上，DTC 主要包括乳头状癌、滤泡状癌等。

DTC 是 TSH 依赖性肿瘤，TSH 可以促使残存的正常甲状腺组织异常增生，导致 DTC 术后复发。因此，在甲状腺癌术后（特别是全切除或近全切除术后），患者应服用超生理剂量的左甲状腺素钠片，才能将 TSH 抑制在正常低值或低于正常值。

黄女士近期进行甲状腺功能检测，结果显示其血清 TSH 水平控制良好（0.16mU/L，参考值 0.34 ~ 5.60mU/L）。临床研究表明，中高危 DTC 患者术后血清 TSH 水平与 DTC 复发率、转移率和癌症相关病死率密切相关。

绝经后女性甲状腺癌患者骨质疏松的防治

绝经后女性骨质丢失速度较快，如再服用超过生理剂量的左甲状腺素钠片可能导致亚临床甲状腺功能亢进症。该病症会进一步增强破骨细胞活性，加快骨质丢失速度，诱发或加重骨质疏松。

黄女士接受 DXA 骨密度检查显示骨质疏松（其中腰椎骨密度 T 值为 -2.6），检测其血清骨代谢标志物显示骨质丢失快（其中 CTX 为 875pg/mL），故在补充钙和维生素 D 的基础上，接受抗骨吸收治疗。

绝经后女性甲状腺癌患者术后骨质疏松的预防，与绝经后骨质疏松症基本一致。一般每 3 ~ 6 个月复查 1 次骨代谢标志物，一旦骨质丢失速度加快，就应接受抗骨吸收治疗。

9. 乳腺癌术后为何出现骨骼酸痛

在骨质疏松门诊，常有乳腺癌患者因身体疼痛来就诊，36 岁的董女士就是其中一位。

董女士的发病和治疗经过

10 个月前，董女士在沐浴时触及左乳有约 1.5cm×1.0cm 的肿块。乳腺 MRI 检查显示：左乳内下象限存在肿块样异常强化灶，怀疑乳腺癌，建议活检。

董女士随后在超声引导下接受乳腺肿块穿刺活检术，术后病理切片显示：（左乳）浸润性乳腺癌（导管癌），免疫组化染色显示：ki67 为 40%。ki67 是衡量肿瘤细胞增殖的重要生物标志物，如大于 15%，则提示肿瘤复发、转移风险较大，恶性程度较高。

董女士接受了左乳癌保乳根治术（左乳肿块扩大切除术 + 左腋窝前哨淋巴结活检术），术后病理切片显示切缘无癌细胞浸润，也未见前哨淋巴结转移。术后，董女士在医生的指导下接受了规范的放射治疗和化学治疗。

乳腺癌术后为何还要接受辅助内分泌治疗

乳腺癌是我国中老年女性最常见的恶性肿瘤之一，其中约 80% 乳腺癌患者的雌激素受体、孕激素受体或两者均为阳性。为降低乳腺癌的复发率，提高患者的生存率，对雌激素受体、孕激素受体阳性的乳腺癌患者，常需接受辅助内分泌治疗，以减少内源性雌激素对乳腺组织的不良影响。

医生建议董女士采用抑制卵巢功能（亮丙瑞林）联合第三代芳香化酶抑制剂（依西美坦）的辅助内分泌治疗方案。亮丙瑞林（11.25毫克，每3个月皮下注射1次）是一种黄体生成素释放激素类似物，它能降低卵巢的功能水平，造成人工闭经。依西美坦（25毫克，每日口服1次）则通过抑制体内芳香化酶的活性，减少体内雄激素向雌激素的转化。

董女士在接受亮丙瑞林注射数天后，开始出现双膝、双踝酸痛的症状，尤其在白天上班站立时更加明显。1周前，董女士第3次接受亮丙瑞林治疗后，双膝、双踝疼痛加剧，来到骨质疏松门诊就诊。

单纯补钙补维生素 D，不能有效抑制骨吸收

董女士抽血测血清生殖激素，结果显示雌激素水平低下（＜10pg/mL）；骨代谢标志物示骨质丢失快（CTX 值为 2 004.0pg/mL）；尿液生化检测示尿钙排泄增加（尿钙 / 肌酐为 1.41，参考值为 0.05～0.64）。

董女士双膝、双踝酸痛的主要原因是其接受辅助内分泌治疗后体内雌激素水平出现断崖式下降。雌激素缺乏时，破骨细胞活性迅速增强，导致骨骼中大量 I 型胶原分解，进而出现骨质快速丢失。

乳腺癌患者在接受辅助内分泌治疗后，如果单纯补充钙片和维生素 D，无法有效抑制破骨细胞活性，因此必须加用双膦酸盐类药物或地舒单抗等骨吸收抑制剂。临床研究表明，双膦酸盐类药物和地舒单抗不仅能降低乳腺癌患者的骨转换水平，延缓骨质丢失，而且有助于预防和治疗乳腺癌患者的骨转移。

10. 六年误诊！这种腺瘤让骨骼 "悄悄溶解"

在临床上，同一个疾病在不同患者身上的表现各异，因而容易出现误诊。53 岁的张女士就是一个典型案例。

就诊 6 年，依然迷雾重重

张女士，53 岁（6 年前绝经），已婚，育有 1 子，否认高血压、糖尿病、慢性乙型肝炎和长期用药史，平时在服装厂工作，工作强度适中。

6 年前，张女士常因双下肢乏力而出现跌倒，跌倒时神志清醒，平均 3～4 个月跌倒 1 次。

张女士多次前往当地医院就诊，接受了颅脑、胸腰椎和髋部 MRI 检查，其中胸腰段 MRI 检查显示胸腰段退行性改变，未作特殊处理。

张女士曾到某大学附属医院神经内科就诊，医生认为其存在焦虑状态，并给予抗焦虑治疗，但张女士的跌倒状况并未明显改善。

6年来，张女士跌倒发作逐渐频繁（平均每月1次），体重从62千克降至53千克，身高从160厘米下降到150厘米，伴明显驼背和步态改变（呈臀中肌步态，即"鸭步"），另感两侧肋部明显疼痛、翻身困难。

骨代谢标志物和血生化检查找出"元凶"

1个月前，张女士到某三甲医院就诊。胸椎MRI检查显示："$T_6 \sim T_9$呈楔形改变，胸腰椎侧弯，退行性变"，DXA骨密度检查显示骨质疏松（股骨颈、全髋和腰椎T值分别为−4.3、−4.5、−5.7），皮下注射地舒单抗，但疼痛未见明显缓解。

3周前，张女士到当地医院就诊，血清骨代谢标志物检测示甲状旁腺激素明显增高（276pg/mL，参考值15.0～65.0pg/mL），血生化检测示血钙增高（2.76mmol/L，参考值2.11～2.52mmol/L）、血磷下降（0.37mmol/ L，参考值0.81～1.51mmol/ L），甲状旁腺超声检查示左侧甲状腺中上极背侧一枚稍高回声结节（考虑甲状旁腺腺瘤可能），故诊断为原发性甲状旁腺功能亢进症。

张女士在全身麻醉下接受左侧甲状旁腺腺瘤切除手术。术后3天复查，甲状旁腺激素（93.6pg/mL）和血钙（2.54mmol/L）明显下降、血磷（0.72mmol/L）上升，病理切片显示：（左侧）甲状旁腺腺瘤。术后，张女士两侧肋部疼痛和翻身困难症状缓解。

何谓甲状旁腺功能亢进症

人体有 4 枚甲状旁腺，位于甲状腺后壁两侧，血供丰富，分泌甲状旁腺激素。甲状旁腺功能亢进症是由于甲状旁腺组织原发病变（多为腺瘤或增生肥大），甲状旁腺激素分泌过多，骨吸收速度加快，引起血钙、尿钙增高，同时抑制肾脏对磷的重吸收，导致血磷下降。该病的患病率为 1/1 000 ~ 1/500，多发于绝经后女性，少数患者有家族遗传史。

甲状旁腺功能亢进症患者可出现下肢乏力、容易疲劳、体重减轻、食欲减退等非特异性症状。由于骨质丢失速度加快，患者全身骨骼关节疼痛逐渐加重，尤以肋部、下肢和腰部最为明显。病程较长者，可出现身高缩短、脊柱侧弯、胸廓塌陷、四肢弯曲等表现，并容易在轻微外力下发生骨折。

由于尿钙排出增加，患者容易出现多发性泌尿系统结石和反复泌尿系统感染。血钙增高可刺激胃壁细胞分泌胃酸，进而诱发消化性溃疡和急性胰腺炎，同时还可促进血管平滑肌收缩、血管壁硬化，导致高血压。部分患者还会出现淡漠、幻觉、倦怠、抑郁等神经精神症状。

　　一般而言，患者如出现症状，或虽无症状但有高钙血症、骨质疏松、肾脏损伤、年龄小于 50 岁等情况，应尽早接受手术治疗，术后甲状旁腺激素、血钙水平通常能在短期内恢复正常。不宜接受手术的患者，应充分补液，并使用地舒单抗、双膦酸盐、降钙素等骨吸收抑制剂。

第二章
骨质疏松检查的那些事

1. 反复椎体骨折，别怪"不小心"

近日，刘先生陪同其六旬母亲肖女士来到诊室。

刘先生一进诊室，就埋怨其母亲"太不小心"——1年内竟出现了3次椎体骨折！

那么，肖女士反复出现椎体骨折，真的是因为"不小心"吗？

非也！

肖女士的骨折病史

1年前，肖女士在晾晒衣服时突发腰部疼痛、不能动弹，在当地医院行 MRI 检查确诊为第3腰椎骨折，经椎体成形术治疗后疼痛缓解。

6个月前，肖女士晨起时突发腰痛、翻身困难，检查发现第1腰椎骨折，再次接受了椎体成形术。

4周前，肖女士在穿裤子时又出现腰痛，检查显示第12胸椎骨折，第3次接受椎体成形术。

肖女士这3次椎体骨折，"错"不在于"不小心"，而在于未能尽早预防骨质疏松，未能尽早接受骨密度检查。

"错"在绝经后没有开始治疗

与大多数绝经后女性类似，肖女士 50 岁绝经时，没有意识到要开始防治骨质疏松。尽管女性在绝经前骨质已经开始缓慢丢失，但绝经后骨质丢失速度明显加快。

女性绝经后骨质快速丢失，主要归因于雌激素水平降低，导致破骨细胞活性增强，每年约可丢失全身骨质的 1% ~ 2%。因此，绝经后女性应高度重视骨质疏松的预防。

要延缓绝经后骨质丢失，除了要保持健康的生活方式，如均衡饮食、充足日照、规律运动、补充钙和维生素 D 外，还应在医生指导下，接受绝经激素治疗或抗骨质疏松治疗。

"错"在没有尽早接受骨密度检查

绝经后女性骨质丢失悄然发生，早期常无明显症状。许多患者直到骨折后去检查才发现骨质疏松，因此骨质疏松症又被称为"静悄悄的流行病"。

2018 年中国骨质疏松症流行病学调查结果显示，50岁以上人群中，骨质疏松症患病率为 19.2%，其中男性为 6.0%，女性则达到 32.1%；在骨质疏松症患者中，接受过骨密度检查的比例仅为 3.7%。

肖女士这次 DXA 骨密度检查显示，腰 2、腰 4 骨密度 T 值为 -3.2，医生推测她可能六七年前就已经患有骨质疏松。如果肖女士能早一点接受骨密度检查，早发现、早诊断、早治疗，就能避免反复出现椎体骨折。

2. 骨质疏松的诊断标准解读

中老年人在跌倒后容易发生骨折，这与骨强度下降密切相关。骨强度由骨密度和骨质量共同决定，由于目前缺乏直接测量骨强度的方法，因而临床上主要通过测量骨密度来反映部分骨强度（约 70%）。

DXA 测量值是骨质疏松诊断的金标准

按照中国《原发性骨质疏松症诊疗指南（2022）》制定的标准，主要以股骨颈、全髋、$L_1 \sim L_4$ 这三个部位的最低 T 值来诊断（见表 2-1），如髋部和腰椎测量受限，则可选择测量非优势侧桡骨远端 1/3 的骨密度。

表 2-1　基于 DXA 骨密度测定的骨质疏松诊断标准

诊断	T 值
正常	T 值 ≥ −1.0
骨量减少	−2.5 < T 值 < −1.0
骨质疏松	T 值 ≤ −2.5
严重骨质疏松	T 值 ≤ −2.5，且伴有脆性骨折

除了骨密度（T 值 ≤ –2.5）外，有脆性骨折史也可诊断骨质疏松。脆性骨折是指受到轻微创伤后或在日常活动中发生的骨折，患者具有低能量损伤史而无明确暴力损伤史，如一个人从站立或更低高度（如坐位）跌倒就属于低能量损伤。

如果髋部或椎体发生脆性骨折，无论骨密度测定结果如何，均可诊断为骨质疏松；如腕部、骨盆或肱骨近端发生脆性骨折，且骨密度测定显示骨量减少，也可诊断为骨质疏松。

接受 DXA 检测时应注意什么

首先，最好同时测量髋部和腰椎两个部位，以避免漏诊。研究表明，对老年女性来说，如果仅做髋部DXA 骨密度测定，约 1/5 的骨质疏松患者可能被漏诊；而仅做腰椎 DXA 骨密度测定，约 2/5 的骨质疏松患者可能被漏诊。

其次，随着年龄增加，腰椎骨密度在骨质疏松诊断和疗效评价中的作用逐渐减弱。一方面是因为 DXA 测量的是面积骨密度（g/cm^2），而测量腰椎骨密度时，容易受到腰椎退行性骨关节病、腹主动脉钙化等因素影响；另一方面是因为老年人身高逐渐缩短，导致 DXA

测量时腰椎投影面积逐渐缩小，从而导致腰椎骨密度"虚假"增高。

最后，定期复查骨密度有助于评估骨质疏松治疗的效果，提高患者接受抗骨质疏松治疗的依从性，但是骨密度变化比较缓慢，一般建议每 6～12 个月复查 1 次。相对而言，血清骨转换标志物对骨代谢变化比较敏感，一般建议每 3～6 个月复查 1 次，也有助于评价抗骨质疏松治疗的效果和患者的依从性。

需要提醒的是，通过 DXA 骨密度检查确定疗效时，需要在同一台骨密度测量仪上检测。这是因为如未进行横向质量控制，即使是同一品牌的两台骨密度测量仪，其测量结果也存在差异。

定量 CT 骨密度测量

DXA 是通过两种不同能量的 X 射线扫描人体骨骼来测量骨密度，主要测量部位是腰椎和髋部，具有应用广泛、重复性好、认可度高的优点。但 DXA 测量的是单位面积上的骨密度，易受患者体型胖瘦、骨骼粗细、脊柱侧弯、骨质增生、椎体骨折和血管钙化等因素影响。

定量 CT（quantitative computed tomography，QCT）是利用 CT 设备，结合已知密度的体模和相应的测量分析软件来测量骨密度，是目前测量体积骨密度（mg/cm³）的常用方法。QCT 能准确测量腰椎（主要是松质骨）的骨密度，但测量时受测者所受电离辐射量明显高于 DXA 测量，且其重复性较差。

在临床上，当 DXA 测量结果与患者临床情况不符时，可考虑加测 QCT，再综合两者的测量结果作出判断。

3. 骨密度 T 值为何出现"突然下降"

59 岁的宋女士通过微信向我说明了她接受地舒单抗治疗 3 年来的情况，并提出了 3 个疑问，请我解答。

疑问 1　为什么股骨颈骨密度 T 值突然下降

一般而言，绝经后骨质疏松症患者，如能坚持接受地舒单抗治疗，其骨密度通常不会出现迅速下降的情况。

比较 2023 年和 2024 年两次骨密度检查报告后发现，宋女士股骨颈骨密度 T 值从 −1.1 迅速下降到 −2.1，这可能是两次骨密度检查的 DXA 品牌不同所致。

骨密度 T 值 =（实测骨密度值 - 正常青年骨密度均值）/ 健康青年人群骨密度的标准差，可见 DXA 骨密度检查的机型（包括其参考人群）会影响所测人群的骨密度及其 T 值。因此，想通过 DXA 骨密度检查来观察骨密度变化或评估药物疗效，应在同一台骨密度仪上进行检查。

疑问 2 为什么 3 个骨转换标志物水平这么低

宋女士发现，在接受地舒单抗治疗后，血清 CTX、P1NP、骨钙素三者水平明显下降，甚至低于其参考值范围的下限。其实，这是接受地舒单抗治疗后的正常变化，不必过分担忧。

血清 CTX、P1NP 和骨钙素是目前临床上常用的 3 种骨转换标志物。虽然 CTX 是骨吸收标志物，P1NP 和骨钙素是骨形成标志物，但三者在接受抗骨质疏松治疗后的变化趋势基本一致。

我们曾经分析了 129 例 50～70 岁的绝经后骨质疏松症患者，在接受地舒单抗治疗后的血清 CTX、P1NP、骨钙素变化，发现与治疗前相比，治疗后 6 个月时血清 CTX、P1NP、骨钙素均出现明显下降，其下降幅度分别为 68%、66%、53%。

疑问 3 是否需要补充维生素 K_2

维生素 K_2 存在于蛋黄、奶类、动物肝脏、肉类（如鸡肉、牛肉）等动物性食物中，因而长期素食者容易出现维生素 K_2 缺乏。但由于目前国内部分医院尚未开展血清维生素 K_2 的检测，因而无法判断患者是否缺乏维

生素 K_2，也无法确定服用一段时间的维生素 K_2 后，其水平是否已经恢复正常或者已经过量。

四烯甲萘醌是维生素 K_2 的一种同型物，作为 γ- 羧化酶的辅酶，可促进体内羧化不全骨钙素转化为羧化骨钙素，有助于钙在骨骼中的沉积，因而具有一定的提高骨量作用。由于常规的骨钙素检测中包含羧化和羧化不全两种形式的骨钙素，所以尽管服用四烯甲萘醌能提高羧化骨钙素的含量，但不能提高血清骨钙素水平。

四烯甲萘醌的正确服用方法是，每次 15 毫克，每日 3 次随餐服用。该药在国内部分地区未纳入医保（需要自费使用）。患者应注意：该药物不能与华法林合用，因为它会削弱华法林的抗凝作用。

4. 骨密度检查正常 ≠ 没有骨质疏松

73 岁的许女士一进诊室就抱怨她已经有 3 次胸椎骨折了，但每次去医院接受 DXA 骨密度检查，结果都是正常的。医生说既然骨密度检查结果正常，就不能诊断为骨质疏松，也就不需要再静脉滴注唑来膦酸了。

误区 1　只有骨密度检查才能诊断骨质疏松

《原发性骨质疏松症诊疗指南（2022）》指出，骨质疏松的诊断并不仅仅依赖于 DXA 测量的骨密度（T 值 ≤ −2.5），如果患者发生髋部或椎体脆性骨折，无论骨密度检查结果如何，均可诊断为骨质疏松。

9 年前，许女士在提水桶时突发背痛，到医院检查发现胸 9 椎体压缩性骨折，在接受椎体成形术后疼痛缓解；5 年前，她在拖地时突发背痛，检查发现第 7 胸椎骨折，再次接受椎体成形术；2 年前，她在没有明显诱因的情况下又出现背痛的症状，检查显示胸 12 椎体骨折，第 3 次接受椎体成形术，并静脉滴注唑来膦酸。这

3 次骨折均符合脆性骨折的特征。

误区 2　DXA 检查正常，骨密度就一定正常

我院DXA骨密度检查显示许女士的骨密度正常（腰椎、股骨颈、全髋骨密度的 T 值分别为 -0.2、-0.6 和 0），但是 QCT 骨密度检查显示其腰椎骨质疏松（腰椎 2-4 骨密度均值为 36.1mg/cm^3）。许女士 DXA 检查正常而 QCT 检查显示骨质疏松，可能与其腰椎退行性骨关节病、隐性骨折等因素有关。

QCT 检查是目前测量体积骨密度的常用方法，它可避免因肥胖、脊柱退变、腹主动脉钙化等因素对骨密度测量的影响，从而准确测量腰椎的骨密度。QCT 检查是以腰椎骨密度绝对值来进行诊断的，其诊断标准见表 2-2。

表 2-2　基于腰椎 QCT 骨密度测定的诊断标准

诊断	腰椎骨密度值 /mg·cm^{-3}
正常	体积骨密度 > 120
骨量减少	80 ≤ 体积骨密度 ≤ 120
骨质疏松	体积骨密度 < 80
严重骨质疏松	体积骨密度 < 80,且伴有脆性骨折

误区3　唑来膦酸必须连续用 3 年

许女士已连续两年静脉滴注唑来膦酸，那么要不要继续使用呢？唑来膦酸（5 毫克），每年静脉滴注 1 次，连用 3 年，是临床试验中的用药方法，但在临床上可以根据患者骨折风险进行调整。

由于许女士有反复椎体骨折史，骨折风险极高，故建议其尽早接受特立帕肽促成骨治疗。特立帕肽是一种利用基因重组技术人工合成的含 34 个氨基酸的多肽类药物，特别适合有反复椎体骨折史的绝经后骨质疏松症患者。临床研究显示，每日小剂量（20 微克）皮下注射特立帕肽，能重建已丢失的松质骨，刺激皮质骨及骨小梁生长，明显增加骨量，降低椎体骨折的风险。

5. 如何早期发现椎体骨折

5 天前，七旬的周奶奶在家弯腰搬花盆后，出现上腹部（两侧第 7 肋骨下缘）环状疼痛，起初怀疑是肋间神经痛，因而并未在意。

谁知疼痛逐渐加重，且在翻身、起床时尤为明显，而且不能久立、久行，只好来院就诊。门诊为其做了心电图、腹部增强 CT 等检查，排除心源性疼痛和肠系膜动脉栓塞。

根据周奶奶 5 天前有弯腰用力史及其疼痛特点，医生考虑她可能存在胸椎骨折，故予胸腰椎 MRI 检查，结果显示胸 7 椎体新鲜压缩性骨折。经镇痛、抗骨质疏松治疗后，周奶奶的疼痛明显缓解，要求保守治疗。

如何早期发现椎体骨折

骨质疏松症是一种以骨强度下降、骨折风险增加为特征的全身性骨病，好发于老年女性。患者常常在跌倒，甚至在弯腰、打喷嚏、回头转身、长途旅行等情况下发生椎体骨折。

椎体骨折引起的腰背部疼痛，常在平卧时缓解，但在起床、躺下、翻身、弯腰等体位改变时明显加重。此外，椎体骨折会压迫神经根，导致相应的皮肤出现放射性疼痛。

翻身-起卧试验（即让患者翻身或起卧来诱发腰背痛）是一项筛查骨质疏松性椎体骨折的敏感试验。研究表明，该试验阳性诊断骨质疏松性椎体骨折的灵敏度高达 99.1%，特异度为 89%。

如何判断椎体骨折位置

我们曾经调查了 139 例老年女性椎体骨折的情况，发现骨折以第 12 胸椎、第 1 腰椎、第 2 腰椎最常见，分别占 18.7%、19.4%、15.8%。相对而言，第 10 胸椎以上的骨折少见，所以容易被漏诊。

骨折的椎体常可出现明显的疼痛和叩击痛，因而可以通过体表的骨性标志来初步判断骨折位置。比如，低头时颈后中间最明显的突出为第 7 颈椎棘突，其下方的骨性突起即为第 1 胸椎棘突；双手自然下垂时，两肩胛下角连线一般平对第 7 胸椎；双侧髂后上棘最高点连线平对第 4 腰椎。

椎体骨折后，可能会出现皮肤放射痛，所以也可以通过皮肤疼痛的部位来初步判断骨折的部位。比如，乳头水平皮肤疼痛提示胸 4 椎体骨折，脐水平皮肤疼痛提示胸 10 椎体骨折。

当然，确定椎体骨折最好的办法是尽早接受 MRI 检查。MRI 检查不仅能确定有无椎体骨折，而且能判断是否为新鲜骨折。一般而言，陈旧的椎体骨折不需要特殊处理，而新鲜的椎体骨折则可以考虑接受椎体成形术治疗。

选择保守治疗还是接受椎体成形术

椎体成形术是将椎体增强剂（化学名为聚甲基丙烯酸甲酯，因其凝固后形态似水泥而俗称为"骨水泥"）注入病变椎体内，从而恢复椎体结构、增强椎体强度，有助于迅速缓解疼痛、恢复脊柱生理曲度，使患者能够尽早下床活动。

当然，并非每位椎体骨折患者都需要接受椎体成形术。一般而言，对于椎体压缩程度较轻、疼痛不剧烈，或不愿意、不适宜接受椎体成形术的患者，可以选择保守治疗，但要注意卧床制动，并给予镇痛药。

然而，对于疼痛剧烈难以忍受、不宜长期卧床、保守治疗效果不理想的患者，应尽早接受椎体成形术。但对于椎体压缩程度过大、椎体后缘破坏伴明显脊髓压迫症状、严重心肺功能衰竭、出血性疾病者，则不宜接受该类手术。

需要指出的是，长期卧床制动，会加速骨质丢失，加重骨质疏松。此外，椎体成形术也仅仅是部分恢复了被压缩的椎体，并不等于治愈了骨质疏松。因此，椎体骨折患者，无论选择保守治疗还是椎体成形术，都应及时到骨质疏松科就诊，接受规范的治疗。

6. 骨转换标志物，骨质丢失的"天气预报"

骨转换标志物的"前世今生"

骨转换标志物是骨组织在其新陈代谢过程中的产物，根据其来源不同，可分为骨形成标志物和骨吸收标志物。P1NP、CTX 是目前临床上常用的两种骨转换标志物，它们都与 I 型胶原的代谢有关，其中 P1NP 是成骨细胞合成 I 型胶原过程中的产物，属于骨形成标志物，而 CTX 是破骨细胞分解 I 型胶原后的产物，属于骨吸收标志物。

有人认为，在骨质疏松患者中，血清 CTX 和 P1NP 的变化趋势相反，即 CTX 升高、P1NP 下降。其实，骨的吸收和形成是一个动态的过程，骨吸收速度加快必然伴随着骨形成速度加快。因此，骨质疏松患者血清 CTX、P1NP 的变化趋势是一致的，要么都增高，要么都下降。

研究发现，骨转换标志物水平较高的患者，骨密度较低，而且骨转换标志物增高越快，骨密度下降也越快，因而保持较低的骨转换标志物水平，有助于延缓骨质疏松患者的骨质丢失。但需要注意的是，骨转换标志物水平只能反映骨质丢失快慢，不能作为骨质疏松的诊断依据，要诊断骨质疏松，仍需依靠脆性骨折史和骨密度检查。

高转换和低转换分界点的探讨

在骨转换标志物的临床应用中，常常会提到"高转换"和"低转换"这两个概念。要确定女性高、低转换的分界点，先要了解女性骨转换标志物的参考值范围。一般建议参照绝经前（30～44 岁）健康女性的骨转换标志物水平，来制定本地区女性的参考值范围。

目前一般优先选择血清 CTX 水平来进行初步判断：即将血清 CTX 300pg/mL 作为高、低转换的分界点。如果血清 CTX 低于 300pg/mL 即为低转换，反之则为高转换。骨质疏松症患者血清 CTX 水平一般不超过参考值上限的 1.5 倍；若超过 1.5 倍，则需要排除甲状旁腺功能亢进症、多发性骨髓瘤、骨质软化症等疾病。

我们曾经调查了 186 例的未接受过抗骨质疏松治疗的绝经后女性（平均年龄为 59 岁），发现血清 CTX 的平均水平为 575pg/mL（罗氏电化学发光法），其中 < 300pg/mL 的有 20 例（即低转换）；300pg/mL ≤ CTX < 573pg/mL（参考值上限）有 87 例；573pg/mL ≤ CTX < 860pg/mL（参

考值上限的 1.5 倍）有 53 例；CTX ≥ 860pg/mL 仅 26 例。由此可见，约 90% 绝经后女性的血清 CTX 水平属于高转换状态。

基于骨转换标志物的治疗方案

一般而言，低转换的绝经后骨质疏松症患者（约占 1/10）暂时不必接受抗骨吸收治疗，而只需接受晒太阳、适量饮用牛奶、补充钙剂和预防跌倒等非药物治疗措施。而对于高转换的绝经后骨质疏松症患者，则应尽早接受抗骨吸收治疗，以便迅速降低其骨转换水平，延缓骨质丢失进程。

在接受抗骨吸收治疗后，应定期监测骨转换标志物，并作相应处理。如骨转换标志物仍处于高转换水平，常提示患者治疗依从性欠佳，此时应督促患者继续接受治疗或调整治疗方案，如对口服阿仑膦酸钠依从性不佳的患者，可改静脉滴注唑来膦酸或皮下注射地舒单抗。

患者在接受双膦酸盐类药物治疗 3～5 年后，可考虑进入药物假期。在药物假期期间，一般每 3～6 个月复查骨转换标志物、每 6～12 个月复查骨密度，再根据骨转换标志物和骨密度的变化情况，来决定下一步的治疗方案。

7. 雌激素下降，骨代谢和血脂异常的"隐形推手"

在骨质疏松门诊，如果对绝经后女性进行血清骨代谢标志物和血生化检测，就会发现许多女性不仅骨转换标志物升高，而且血脂也升高。骨转换标志物升高，提示骨质丢失速度加快，骨质疏松及其相关性骨折的风险增加；而血脂增高，则会导致血管硬化，诱发动脉粥样硬化性心血管疾病。因此，在绝经后女性的健康管理中，既要降低骨转换水平，又要控制高脂血症。

都是雌激素下降"惹的祸"

近期我们调查了 186 例 45 ~ 70 岁绝经后女性的血清骨代谢标志物和血生化情况，结果显示绝经后女性中有 90% 呈高转换（血清 CTX ≥ 300pg/mL），60% 患有高脂血症（低密度脂蛋白胆固醇 ≥ 3.4mmol/L 或总胆固醇 ≥ 5.2mmol/L）。

绝经后女性容易出现高转换和高脂血症，与其体内雌激素水平明显下降密切相关。雌激素可以抑制破骨细胞活性，故当雌激素水平下降时，破骨细胞活性增强，骨骼中的Ⅰ型胶原分解加速，从而使血清 CTX 水平增高，骨质丢失速度加快。雌激素还可以促使肝脏内胆固醇转化为胆汁酸，并加速低密度脂蛋白胆固醇的清除，故当雌激素水平下降时，肝脏内胆固醇转化为胆汁酸减少，从而导致血清总胆固醇和低密度脂蛋白胆固醇升高。

可考虑接受绝经激素治疗

对于 45 岁以前（特别是 40 岁以前）经历自然绝经或医源性绝经（如双侧卵巢切除）的女性，她们接受绝经激素治疗（MHT）的疗程至少要持续到平均绝经年龄（50 岁）。年龄小于 60 岁或绝经 10 年内有症状的女性，如无明显禁忌证，接受 MHT 后，其获益（如骨质疏松和心脑血管疾病发病率降低）远远高于风险（如乳腺癌发病率增加）。对 60 ~ 70 岁的绝经后女性，在接受 MHT 前需权衡利弊，并使用最低有效剂量。

对于不愿意接受 MHT 或有 MHT 禁忌证的绝经后女性，如其骨转换标志物增高，则应及时接受抗骨吸收治疗。目前最常用的骨吸收抑制剂是双膦酸盐类（如阿仑膦酸钠）和地舒单抗。对于高转换的绝经后女性，一般需要连续服用阿仑膦酸钠 3 个月，其血清 CTX 水平才会降至

300pg/mL 以下；而地舒单抗在皮下注射后 1 个月内，可使患者血清CTX水平降至100pg/mL以下，然后缓慢回升。

调脂治疗有助于防治骨质疏松

调查研究表明，高脂血症可以加重骨质疏松的进程，其机制可能与以下两点有关：一是骨髓干细胞可以分化为脂肪细胞和成骨细胞，而总胆固醇和低密度脂蛋白胆固醇升高可促使骨髓干细胞分化为脂肪细胞，从而导致成骨细胞减少；二是骨髓腔内脂肪细胞聚集，可使腔内血流动力学减缓、微循环障碍，从而导致成骨细胞功能下降。一项关于他汀类药物与骨质疏松关系的研究发现，他汀类药物有助于提高骨密度。

因此，对于高脂血症的绝经后女性，应在控制饮食和改善生活方式的基础上，及时服用调血脂药。目前一般首选中等强度的他汀类药物，如阿托伐他汀（10～20毫克）、辛伐他汀（20～40毫克）等。在首次服用调血脂药、调整相关药物种类或剂量时，应在 6 周内复查血脂、转氨酶和肌酸激酶；如血脂达到目标值，且无不良反应，可逐渐改为每6～12个月复查1次；如治疗3～6个月后，血脂仍未达到目标值，则需调整调血脂药的剂量和种类，或联合应用其他作用机制的药物。

8. 血钙增高，可能是骨骼在"紧急求救"

68 岁的刘女士有高血压、心房颤动和 2 型糖尿病等病史，平时服药不规律。半年前，她在午餐时突然出现左侧肢体不能活动，伴口角歪斜、言语不清，紧急送往当地医院就诊，MRI 检查显示右侧基底节区及侧脑室旁急性脑梗死。经治疗后仍遗留有左侧肢体活动障碍和言语障碍。

近期，刘女士的血生化检查显示血钙增高（2.75mmol/L），那么她为什么会出现血钙增高呢？这是否说明她补钙过量呢？

人体血钙不会轻易升高

钙是人体含量最多的金属宏量元素，成人体内总钙量约 1 000 ~ 1 300 克，其中 99% 以骨盐形式存在于骨骼和牙齿中，其余则分布于各种软组织中。血钙仅占总钙量的 0.1%，主要以游离钙（约占 50%）和蛋白结合钙两种形式存在。蛋白结合钙主要与白蛋白结合，受血清白蛋白的影响，因而平时注重摄入优质蛋白质、血清白蛋白水平较高的中老年患者，其血钙水平往往较高。

钙在细胞内外发挥着十分重要的生理作用，而维持体钙储备和血钙浓度的稳定，依赖于饮食中钙含量、肠道钙吸收和肾脏钙排泄。机体的甲状旁腺细胞、甲状腺C细胞和肾小管细胞，能感受到血钙的波动，并分泌甲状旁腺激素（升高血钙）、降钙素（降低血钙）等激素，以维持血钙的正常水平。血钙的正常范围是 2.2 ~ 2.6mmol/L，当血清白蛋白浓度正常时，血钙高于 2.6mmol/L 即为高钙血症。

血钙增高与骨质快速丢失有关

最近我们调查了 260 例高转换（血清 CTX ≥ 300pg/mL）老年女性的血钙情况，发现血钙水平与血清 CTX 呈正相关，即骨质丢失越快，血钙水平越高。

老年女性由于体内雌激素水平低下等原因，破骨细胞活性增强，骨骼内的 I 型胶原快速破坏，血清 CTX 明显增高，同时钙从骨骼中释放入血，导致血钙水平增高。这些骨质快速丢失的老年女性，如果及时使用双膦酸盐类药物或地舒单抗等骨吸收抑制剂，随着血清 CTX 水平下降，其血钙也会逐渐恢复正常。

老年女性血钙增高的常见病因

在上述 260 例未接受抗骨质疏松治疗的老年女性中，血钙平均水平为 2.34mmol/L，只有 7 例（2.7%）血钙超过 2.6mmol/L，最高达到 2.89mmol/L。在这 7 例老年女性中，血清 CTX 水平在 744pg/mL ~ 2 107pg/mL 之间，平均为 1 251pg/mL。其中有 3 例是脑卒中后瘫痪在床且超过半年的患者（包括刘女士），1 例是原发性甲状旁腺功能亢进症患者。

机械应力刺激减少是脑卒中后骨质快速丢失的主要机制。由于肢体瘫痪、行走不便，骨骼负重减少，使得破骨细胞活性迅速增强、骨质快速丢失，进而引起血清 CTX 和血钙增高。原发性甲状旁腺功能亢进症患者，甲状旁腺激素分泌过多，导致破骨细胞数量增多和活性增强，同样会引起血清 CTX 和血钙水平增高。

此外，长期过量服用骨化三醇的患者也可出现血钙增高。当血钙明显增高时，患者会出现疲乏无力、食欲下降、血肌酐升高等异常表现。因此，发现血钙增高的中老年患者，一定要及时就诊，明确病因，并作相应处理。

第三章
防骨折是硬道理

1. 喝咖啡上瘾，当心骨骼变脆

30 年前，郑女士大学毕业后，一直从事记者工作。由于需要经常开会和熬夜工作，郑女士逐渐养成喝咖啡提神的习惯，平均每天喝 3 杯。

1 个月前，56 岁的郑女士在洗澡时不慎滑倒，左侧臀部着地，髋部出现剧痛、无法行走，MRI 检查显示左侧股骨颈骨折，接受闭合复位螺钉内固定术后症状缓解。

中年女性极少发生髋部骨折

髋部骨折常被称为"人生的最后一次骨折"，是中老年人致死的主要原因之一。据统计，发生髋部骨折后 1 年内，约有 20% 的患者死于并发症（如肺部感染、下肢深静脉血栓等）。

然而，髋部骨折好发于老年女性，60 岁以前的中年女性极少发生髋部骨折。最近调查了 634 例 60～98 岁（平均 77 岁）老年女性，询问其在 60 岁前的髋部骨折情况，发现像郑女士这样因轻微创伤（如滑倒）而导致髋部骨折的只有 7 例。

骨质疏松症是一种以骨强度下降、骨折风险增加为特征的中老年常见骨骼疾病，其发生不仅与遗传、增龄、绝经等因素有关，还与不良饮食习惯（如长期喝咖啡等）密切相关。

长期过量喝咖啡可诱发骨质疏松

一般而言，偶尔喝咖啡对骨骼健康的影响不大，但长期过量饮用（如每日 ≥ 2 杯）则可能诱发或加重骨质疏松，进而增加髋部骨折的风险。

长期过量喝咖啡诱发骨质疏松的机制，可能与以下三点有关。

首先，咖啡中的咖啡因具有一定的利尿作用，它可促进钙、镁等营养物质经尿中排出，造成机体缺钙、缺镁。

其次，咖啡因可刺激胃肠道蠕动，甚至诱发胃肠炎，从而影响蛋白质、钙等营养物质的消化和吸收。

最后，咖啡因具有一定的兴奋作用，像郑女士这样长期依赖喝咖啡来提神，就容易导致健康透支、睡眠障碍，进而影响身体（包括骨骼）健康。

可诱发骨质疏松的其他不良饮食习惯

1. 饮用碳酸饮料 部分碳酸饮料中不仅含有咖啡因，还含有较多的磷酸。磷酸可与钙结合后排出体外，导致钙丢失。

2. 高钠饮食 高钠饮食可以促进尿钙的排出。一般每排泄 1 000 毫克钠，就要同时排泄 26 毫克钙，因而摄入的钠越多，钙丢失也越多。

3. 高酒精摄入 酒精会影响肝脏中 25- 羟化酶的活性，导致 25- 羟基维生素 D 合成减少。长期喝酒者易患慢性胃炎和肝硬化等疾病，进而影响肠道对营养物质的消化和吸收。

4. 高蛋白饮食 蛋白质在其代谢过程中会产生一些酸性物质（如磷酸和硫酸），这些酸性物质与钙等离子结合后经尿液排出，导致钙丢失。长期高蛋白饮食，还容易出现高尿酸血症，进而诱发肾功能不全，出现矿物质、骨代谢异常。

此外，长期偏食（如不吃奶制品、肉类食物）、盲目节食减肥等都可诱发或加重骨质疏松！

2. 骨头汤补钙？别被"吃啥补啥"忽悠了

56岁的袁女士，6年前绝经。数天前，她站在方凳上挂窗帘时，因方凳突然侧翻而跌落，随即感到腰部剧痛，无法动弹。

袁女士前往附近某医院就诊，被诊断为腰椎骨折。医生建议她回家平卧静养，并提醒她可通过合理饮食等方式补钙。

袁女士便吩咐女儿去菜场买来猪筒骨，用家常炖煮方式煲骨头汤。谁知袁女士中午喝了两碗骨头汤，下午3时开始腹泻不止……

喝骨头汤补钙与喝白开水差不多

我国民间有"吃啥补啥"的说法，认为"喝骨头汤可以补钙"，但事实并非如此。

宁波市食品检验检测研究院在2020年进行了一项实验，他们选取3种不同品种猪（黑猪、土猪、普通猪）的筒骨各两份（每份约250克），分别采用家常炖煮和高压锅炖煮两种方式，炖煮至汤量约 1.3 升，然后进行钙含量测定（离子体发射光谱法）。

结果发现，无论猪的品种和炖煮方式如何，骨头汤的钙含量均在 5.3mg/L 左右，与自来水的钙含量（5.1mg/L）接近，低于矿泉水（12.1mg/L），远低于豆浆（173mg/L）和鲜牛奶（1 276mg/L）。

由此可见，"喝骨头汤补钙"的说法并不科学，其原因在于虽然骨头中的钙含量很高，但其主要以羟基磷灰石的形式存在，极难溶于水。

喝骨头汤后出现腹泻的原因

袁女士喝骨头汤后出现腹泻，主要是因为骨头汤中含有较多的脂肪。女性在绝经后，消化腺（尤其是胰腺）功能减退，消化酶分泌减少，加上肠道吸收能力减弱，导致大量脂肪无法在短时间内被消化吸收，从而引起"脂肪泻"。

绝经后女性若长期饮用骨头汤，还容易诱发高脂血症。这是因为绝经后女性体内雌激素水平显著下降，肝脏内胆固醇转化为胆汁酸减少，从而导致血清胆固醇水平升高。我们曾经调查了 186 例 45 ~ 70 岁绝经后女性的血脂情况，发现 3/5 的女性患有高脂血症。

要想补钙还得靠喝牛奶

牛奶是膳食中钙的最佳来源，含钙量丰富且其吸收利用率高，同时钙和磷的比例也合适。一般而言，每天喝 200 毫升牛奶约可补充 240 毫克的钙，每天喝 500 毫升即可满足全天的钙需求量。

牛奶中含有丰富的优质蛋白质，且其必需氨基酸的比例合理；脂肪含量较低（约为 5%），且易于消化；牛奶中含有人体必需的脂溶性维生素（如维生素 D、维生素 A 等）。

当然，对于袁女士来说，单靠喝牛奶是不够的，还需要在服用钙片和维生素 D 的基础上，接受抗骨质疏松治疗。如经上述保守治疗后，腰痛缓解不明显，还应及时接受椎体成形术。

3. 吃醋真的会"溶解"骨骼吗

近日，骨质疏松门诊来了一位七旬的骨质疏松患者马女士，她从随身的背包里取出 1 瓶食醋和 1 瓶老醋膏，询问骨质疏松患者能不能吃醋？

医生问她为什么会提出这个问题。马女士说她从小就喜欢吃醋，但前不久在外院就诊时，有位医生交代，醋呈酸性，会溶解骨骼中的钙质，从而加重骨质疏松，建议她少吃！

骨质疏松主要是性激素水平下降导致的

骨质疏松症是一种骨量低下、骨组织微结构破坏，导致骨脆性增加、易发生骨折的全身性骨病。该病可发生于不同性别和年龄的人群，但多见于绝经后女性。2018 年中国骨质疏松症流行病学调查结果显示，在 65 岁以上的女性人群中骨质疏松症患病率高达 51.6%。

女性之所以易患骨质疏松，主要原因是其进入围绝经期后，体内雌激素水平明显下降，导致破骨细胞活性迅速增强，骨质快速丢失。因此，女性预防骨质疏松，关键在于进入围绝经期后，及时接受绝经激素治疗或者使用骨吸收抑制剂。

喝醋不会导致骨质丢失

在煮骨头汤时适当加点醋，有助于分解骨头中的羟基磷灰石，增加骨头汤中的含钙量。有研究表明，在煮骨头汤时加入适量的醋后，可使骨头汤中的钙含量增加7.5倍。

但是，喝醋并不会增加人体钙的流失，这是因为醋并非直接作用于人体骨骼，而是在胃肠道中被消化吸收。另外，醋的酸味能增强食欲，并刺激胃酸分泌，有助于食物的消化和吸收。因此，适量喝醋不仅不会加重骨质疏松，反而有助于防治骨质疏松。

醋具有一定的营养保健价值

中国传统的醋多以糯米、粳米、高粱、小米、玉米、甘薯等为原料，经蒸煮、糊化、液化、糖化、发酵等多道工序制成。醋除了含有一定量的醋酸，还含有多种氨基酸、有机酸、维生素和矿物质，因而具有一定的营养保健价值。

醋中的钠含量较低，因而在吃饺子、河虾、螃蟹、面条等食物时，适量用醋，有助于减少食盐的摄入，从而防治骨质疏松。研究表明，减少钠摄入与增加钙摄入，在防治骨质疏松上具有同等重要的意义。

当然，并非每个人都适合吃醋，如胃溃疡患者就不宜吃醋，以免加重病情。此外，空腹时不宜吃醋，且每次吃醋也不宜过多，以免引起胃肠道不适。

4. 春笋，骨质疏松症患者的"朋友"还是"敌人"

每年的清明节之后，春笋便大量上市，成为人们餐桌上的佳肴。然而，有人提出骨质疏松患者不适宜食用春笋。

有人认为，春笋是空心的，食用后可能会导致骨头也变得"空心"；而另一种观点认为，春笋中含有大量的草酸，草酸可与钙结合并从肠道排出，从而造成机体缺钙，诱发或加重骨质疏松。

那么，骨质疏松患者是否真的不宜吃春笋呢？其实不然。

"以形补形"常会闹出笑话

我国民间有"以形补形"的说法，有些人认为核桃形似大脑，便认为它可以补脑。尽管核桃确实含有不饱和脂肪酸等对大脑有益的营养成分，但这些营养成分在其他坚果中也同样存在，因此并非只有核桃可以补脑。此外，核桃中含有大量的蛋白质、脂肪，过量食用容易诱发高脂血症，对大脑不利。

尽管春笋是空心的，但食用后能被人体消化吸收。春笋不仅含有钾、铁、磷、维生素 C、维生素 B 族、蛋白质等营养物质，还富含膳食纤维，具有止咳化痰、补血益气、健胃消食、润肠通便等功效。当然，对患有胃肠道疾病（如胃和十二指肠溃疡等）的中老年人来说，不宜过多食用春笋，以免加重病情。

吃春笋不会导致机体缺钙

草酸又名乙二酸，是生物体的一种代谢产物，广泛分布于动植物中。蔬菜中普遍含有草酸，其中又以绿色蔬菜草酸含量最高，如菠菜、苋菜、空心菜、芥菜、韭菜等。

春笋确实含有较多的草酸，但是在肠道中与草酸结合后排出的钙是有限的。另外，当血钙降低时，肾脏对钙的重吸收增加，即通过减少肾脏排泄，使血钙维持在正常范围内。因此，担心食用春笋后会出现缺钙的情况，进而诱发骨质疏松，是多余的。

均衡饮食是骨质疏松防治的基础

人体内的草酸部分由肝脏合成，合成量与体内雄激素水平有关，因而男性体内草酸含量可能高于女性。鉴于尿中的草酸可与钙结合后生成草酸钙结石，故建议大家多喝水，并在食用富含草酸的食物（包括春笋）前，先在沸水中焯1分钟左右，以降低食物中的草酸含量。

为预防骨质疏松，建议摄入低盐、富钙、适量蛋白质的均衡饮食，并确保食物多样化。高钠摄入会增加尿钙排出，从而诱发骨质疏松；而充足的钙摄入（如喝牛奶和服用钙剂），有助于减少肠道对草酸的吸收，降低尿液中草酸的含量；蛋白质的摄入量应控制在每日每千克体重 1.0 ~ 1.2 克，其中优质蛋白质比例最好能达到50%，并均衡分配到一日三餐中。

当然，骨质疏松的防治，单靠饮食是不够的，还需要坚持运动、多晒太阳、补充维生素 D。对骨质丢失增快的患者，还需要加用骨吸收抑制剂。

5. 骑电瓶车，老年人骨折的"高危因素"

84 岁的曾爷爷此次因左侧髋部骨折入院治疗。询问病史后发现，在这次骨折之前，曾爷爷还经历过两次骨折，且这 3 次骨折均与他骑电瓶车有关。

曾爷爷 3 次骨折情况

10 年前，曾爷爷在骑电瓶车转弯时，由于速度过快，不慎跌倒，伤及左侧胸部，出现左侧第 7～9 三根肋骨骨折。

7 年前，曾爷爷骑电瓶车时刹车不及，电瓶车撞到台阶后侧翻，右侧腕部着地后导致骨折。

3 天前，曾爷爷在骑电瓶车进入地下车库时撞到墙上，左侧臀部着地后出现疼痛、无法行走，到医院检查发现左侧股骨粗隆间骨折，接受了切开复位内固定手术治疗。

老年人不宜骑自行车和电瓶车

我国是自行车和电瓶车的使用大国，这两种交通工具确实为人们的出行提供了极大的便利。然而，行驶中的自行车和电瓶车的平衡性较差，在路况不佳时或被碰撞后极易跌倒，加上老年人骨骼脆性增加，跌倒后就容易发生骨折。

我们曾经调查了 600 余例老年人的骨折情况，发现约 1/5 的骨折与骑自行车或电瓶车有关，其中半数是因为在骑行时遇到石块、下坡等复杂路况刹车不及所致，另外半数是因为骑行时被其他车辆或行人撞倒所致。因此，建议老年人出行尽量选择地铁、公交车等交通工具。

并非只有骨质疏松患者才会发生骨折

曾爷爷入院后接受 DXA 骨密度检查，发现腰椎骨密度正常（T 值为 4.6），右侧髋部骨量减少（其中股骨颈骨密度 T 值为 -1.5），这说明骨密度检查未提示骨质疏松，不等于不会发生骨折。

我们曾经调查了 62 例在住院期间发生骨折的老年患者的骨密度情况，发现骨质疏松 33 例（53%）、骨量减少 21 例（34%）、骨量正常 8 例（13%），说明近半数骨折发生在骨量减少和骨量正常的老年人身上。因此，老年人无论其骨密度检查结果如何，都应该注意预防跌倒，以免诱发骨折。

需要说明的是，对于不同年龄的人群，相同的 T 值在预测骨折风险时具有不同的价值，如 T 值同为 −1.5，80 岁老年人的骨折风险就明显高于 60 岁老年人。

6. 爬高，老年人的"居家骨折陷阱"

"我再也不敢独自爬高了！"

每当回想起自己的 3 次骨折，鲁婆婆至今心有余悸。

那么，这是怎么回事呢？

鲁婆婆的 3 次骨折史

73 岁的鲁婆婆有 5 次骨折史，其中有 3 次与其在家里爬高有关。

5 年前，鲁婆婆为了取衣柜顶格里的棉衣，搬来一条方凳后站了上去。不料方凳突然侧翻，鲁婆婆重重摔倒在地板上，导致右侧 8 根肋骨骨折。

3 年前，鲁婆婆为了把棉被放在衣柜上面，搬来一把椅子后站了上去。放好棉被后，鲁婆婆一脚迈下椅子，谁知一个踉跄，跌倒在地，导致左侧腕部骨折。

2 周前，鲁婆婆为了清洗窗帘，又站在椅子上，卸下窗帘后鲁婆婆忘了自己正站在椅子上，便一脚迈下来，重重地摔在了地板上，导致第 12 胸椎、第 1 腰椎两个椎体骨折。

爬高时摔跤易致严重骨折

我们曾经调查了 800 多例老年人在其老年期的骨折诱因，发现老年人骨折的最主要原因是滑倒或绊倒（约占 2/3），其次是被车撞倒（15%），第三是搬运重物（5%），第四是爬高时摔跤（2%）。

尽管爬高摔跤并不是老年人骨折的主要诱因，但是由于从高处跌落，肢体受力大，且老年人常患有骨质疏松，因而与平地跌倒相比，骨折发生率更高，骨折程度更重。

老年人爬高摔跤后，轻者可引起肋骨、腕部和椎体等处骨折，重者可引起髋部、颅骨等处骨折，甚至危及生命。

老年人爬高时易失足摔跤的原因

老年人爬高时容易失足摔跤的原因是多方面的。

首先，人站在方凳或椅子上时，方凳和椅子容易晃动、侧翻。鲁婆婆第 1 次骨折就是因为方凳侧翻引起的。

其次，随着年龄增长，老年人的下肢力量减弱、协调性下降，从凳子或椅子上下来时容易出现站立不稳而跌倒，正如鲁婆婆第 2 次骨折的情况一样。

最后，老年人的近事记忆能力衰退，容易忘记自己正站在凳子或椅子上，如果一步迈下来，就会导致跌倒，诱发骨折，鲁婆婆的第 3 次骨折便是如此。

如何预防爬高时失足摔跤

第一，老年人平时应将物品放置在站立时伸手即可触及的地方，避免频繁爬高取物。

第二，老年人要充分认识到爬高的危险性，尽量避免爬高取物或拆卸窗帘等危险动作。

第三，如果确实需要高处取物或进行清洁工作，最好请子女或家政服务人员帮忙。

第四，如果只能自己动手，则应该选择家用人字梯，放稳后再爬上去。同时请家人在旁边扶牢梯子，时刻提醒"注意安全"。

7. 车祸，骨折的高危时刻

众所周知，跌倒是老年人骨折的主要诱因，但跌倒后造成致命伤害的事件常常较少，而车祸就不一样了。老年人遇到车祸后，如果说没有生命危险，那可谓是不幸之中的万幸了。

刘先生不堪回首的半年

退休后，刘先生的生活一直很有规律，每天早上5点半与爱人一起出门去公园散步、跳舞。但这种安逸的晚年生活，被半年前的一场车祸彻底打碎。

那是一个冬日早晨，天色刚蒙蒙亮。当刘先生夫妇过人行道时，不幸被一辆私家车撞飞……

刘先生醒来时发现自己躺在医院的急诊室里，全身疼痛、活动受限，医生说他左小腿胫腓骨骨折，需要手术治疗。

而他的爱人不仅有锁骨、胸椎、骨盆、肋骨等多处骨折，而且还有颅骨骨折、颅内大量血肿，需要接受开颅手术。

刘先生见到爱人，是在车祸后两个月。尽管爱人的手术很成功，术后也一直在进行康复训练，但她至今仍无法独立行走，生活不能自理。

老年人交通事故频发的常见原因

老年人交通事故频发，其原因是多方面的。具体地说，主要与以下几个方面有关。

首先，老年人身体机能衰退，特别是听力、视力明显下降，反应迟钝，行动迟缓，因而在行走时（特别是过马路时），容易被行驶中的车辆撞倒。

其次，老年人经常在清晨外出锻炼或送小孩上学，且常穿深色外套，驾驶员不易辨别，因而容易发生事故。

最后，老年人（特别是老年女性）易患骨质疏松等疾病，被撞时更容易发生骨折，甚至危及生命。刘先生夫妇同时被撞，但其爱人骨折部位较多，主要是因为其爱人患有骨质疏松。

老年人交通事故频发的处理对策

浙江省宁波市交警的一项统计数据显示，尽管积极采取多种措施，该市近年来因交通事故死亡的人数逐年减少，但是老年人占事故死亡总人数的比例却在逐年上升，到2021年已接近50%。

那么，如何来减少老年人交通事故的发生率和死亡率呢？

一方面，老年人应尽量减少在清晨、夜间独自外出，外出时最好有家人或保姆陪同，并穿着色彩鲜艳的服装以提高辨识度。另一方面，老年人外出时，务必遵守交通规则，如走人行道，并靠右行走；在交通信号灯控制的路段，应当遵守交通信号灯的指示通行，不闯红灯；过人行横道前，要仔细观察左右车辆情况，在确保安全后快速通过。

8. 防跌倒 VS 防骨质疏松

多数老年人的骨折是在跌倒后发生的，因而很多人认为只要预防跌倒就可以了，不用再花时间和精力去防治骨质疏松。医院退休职工吴女士就是这样一个典型的例子。

吴女士 3 次骨折发生情况

吴女士今年 70 岁，曾有过 3 次骨折经历。

20 年前，吴女士在夜间走下坡路时不慎滑倒，左手掌着地，导致左腕部骨折。15 年前，她白天去打开水时再次滑倒，右手掌着地，造成右腕部骨折。

有资料显示，女性腕部骨折后，髋部骨折和椎体骨折的风险都会增加。医生曾经多次提醒吴女士要积极防治骨质疏松，但她总认为自己两次骨折完全是因为跌倒，"如果不跌倒，就不会骨折了"。

两周前，吴女士外出旅游，在乘坐一辆沙滩摩托车越过一个沙丘时，突然听到腰背部"咔嚓"一声，随后腰部出现剧痛、活动受限，被送到当地医院，接受 MRI

检查显示第 12 胸椎新鲜压缩性骨折，接受椎体成形术后，疼痛缓解。

约 1/3 骨折并非跌倒引起

我们曾经调查了 625 例老年人在 60 岁以后的骨折情况，发现共有 196 例老年人发生了骨折，骨折发生率为 31.36%。在这 196 例骨折的诱因中，有 68 例并非由跌倒引起，占比高达 34.69%。

这 68 例骨折的诱因多种多样，其中因被车撞倒导致骨折的有 29 例、因搬运重物（花盆、桌子、煤气瓶等）导致骨折的有 9 例、因用力过猛导致骨折的有 6例。此外，公交车颠簸、咳嗽等原因也可能诱发骨折。

由此可见，骨折并非都由跌倒引起。如果一个老年人罹患骨质疏松，即使不跌倒也可能发生骨折。反之，如果一个老年人骨骼健康，即使跌倒，也不容易诱发骨折。因此，老年人积极防治骨质疏松比单纯预防跌倒更为重要。

老年人跌倒不能完全避免

众所周知，积极采取预防措施减少跌倒有助于降低老年人的骨折发生率，但是老年人跌倒只能减少，却无法完全避免。

跌倒是指突发的、不自主的、非故意的体位改变，导致身体倒在地上或更低的平面上。老年人跌倒既有内在因素，也有外在因素，是内、外多种因素共同作用的结果。

神经肌肉功能减退导致下肢肌力和机体平衡功能下降，这是老年人容易跌倒的主要原因。此外，老年人常患白内障、青光眼、老花眼、黄斑变性等疾病，导致他们看不清路上的台阶或障碍物，容易踩空或被绊倒。

因此，虽然老年人要预防跌倒，但是更要注重防治骨质疏松。对于老年人骨折而言，骨密度降低是内因，而跌倒、被车撞倒、搬运重物等因素都是外因。

9. 腿抽筋，不只是缺钙那么简单

3年前，鲁先生开始在夜间睡眠中反复出现腿抽筋，初期症状主要发生在小腿部位。通过自我按摩，小腿抽筋的症状常在数十秒后逐渐缓解。

然而，近1年来鲁先生的腿抽筋症状逐渐向下蔓延至脚底和脚尖，疼痛程度不断加重，且发作次数逐渐增加（每晚3~4次）。据鲁先生描述，每次抽筋时都痛得让他"立刻从床上跳起来"，需要不停地走动十多分钟方可缓解，害得他晚上"都不敢睡觉了"……

鲁先生曾经多次前往当地医院就诊，医生认为是缺钙引起的，但是鲁先生连续吃了几个月的钙片，腿抽筋症状却并未明显缓解。

原来是下肢动脉硬化在"作祟"

医生在询问病史后，发现鲁先生患糖尿病、高血压30多年了，6年前还在北京某医院接受了冠状动脉搭桥术。

鲁先生的下肢血管超声检查显示双侧下肢动脉硬化

伴细小斑块；四肢多普勒检查显示其双下肢踝 - 肱指数明显下降，故诊断为下肢动脉粥样硬化性病变。因此，医生在继续给予降血压、降血糖、调血脂和抗血小板聚集治疗的基础上，让鲁先生服用改善下肢血液循环的中成药。

鲁先生在加服中成药后，晚上不再出现腿抽筋的症状，可以安安心心地睡觉了。

什么是腿抽筋

人们常说的腿抽筋，即腓肠肌痉挛，它是由神经肌肉异常兴奋引起的小腿肌肉不自主、无征兆地过度收缩。腓肠肌痉挛时，肌肉会出现明显的强直性收缩，疼痛难忍，一般持续数秒至数十秒后逐渐缓解，可残留局部痛感。

老年人夜间出现腿抽筋的诱因是多方面的，除了缺钙、下肢受凉、肌肉疲劳、出汗过多、下肢局部受压外，下肢动脉硬化也是一个重要原因。患有高血压、糖尿病、高脂血症等疾病的老年人，容易出现下肢动脉硬化，从而影响下肢血液供应，加上夜间睡眠时心率减慢，下肢血液供应进一步减少，导致腿部缺血、缺氧，诱发腓肠肌痉挛。

一般而言，老年人夜间偶尔出现腿抽筋，对其健康危害不大。但是如果频繁发作，影响正常作息，就应及时就医接受相应的检查和治疗。

老年人腿抽筋的综合防治

劳逸结合 保持作息规律，避免过度疲劳，并坚持散步、慢跑、打太极拳等运动，以促进下肢的血液循环。

注意补钙 多食用含钙丰富的食物（如牛奶、豆制品等），并坚持服用钙片，在晚餐时或晚餐后服用钙片，有助于缓解老年人夜间低钙血症。

睡前泡脚 睡前用热水泡脚并做适当按摩，可促进下肢血液循环，减少夜间腿抽筋的发生。

注意保暖 夜间睡眠时要注意下肢的保暖，如穿棉毛裤和袜子，被褥应适当宽大，在冬天还应垫上较厚的棉花垫。

坚持用药 积极治疗高血压、糖尿病、高脂血症等疾病，必要时遵医嘱服用抗血小板聚集的药物、活血化瘀的中成药。

对症处理 出现腿抽筋时，可立即坐起或离床下地走动，用拇指和食指用力按压脚后跟，再用手掌上下揉搓痉挛的肌肉，有助于缓解腿抽筋。

10. 注射地舒单抗后，可以拔牙吗

6个月前，68岁的王女士因骨质疏松接受了皮下注射地舒单抗治疗。近日，王女士出现牙痛症状，需要拔牙。

但王女士跑了多家医院的口腔科，医生们都不肯给她拔牙。一位医生说："接受地舒单抗治疗后，5年内存在发生药物相关性颌骨坏死（medication-related osteonecrosis of the jaw，MRONJ）的风险，若你坚持拔牙，后果自负！"

那么，什么是MRONJ？又该如何预防呢?

什么是MRONJ

MRONJ是一种由骨吸收抑制剂（如地舒单抗、唑来膦酸、阿仑膦酸钠等）、抗肿瘤药物、抗血管生成药物等引发的颌骨坏死的罕见疾病，其主要表现为患处肿胀疼痛、牙齿松动和脱落、皮肤或口腔黏膜窦道形成、颌骨暴露等，严重影响患者的生活质量。

MRONJ最早见于使用双膦酸盐类药物（阿仑膦酸

钠、唑来膦酸）治疗骨质疏松和肿瘤骨转移的患者。近年来，随着地舒单抗的广泛应用，也有此类 MRONJ 的报道，但其发病率很低。研究显示，骨质疏松患者连续使用地舒单抗 3 年、5 年、10 年，其 MRONJ 发病率分别为 0.04%、0.06%、0.44%。

骨质疏松患者接受抗骨吸收治疗后出现 MRONJ 的原因是多方面的，除了口腔卫生状况差、合并疾病（如牙周病、糖尿病、慢性肾病、类风湿关节炎）等因素外，一个重要原因是长期持续使用骨吸收抑制剂，它不仅会过度抑制患者的骨重建过程，而且会抑制其内皮细胞增殖和血管再生，导致患者在拔牙等手术后受损骨骼和黏膜难以及时修复。

如何预防 MRONJ

需要说明的是，骨质疏松患者接受地舒单抗治疗，利（降低骨折风险）远大于弊（颌骨坏死等并发症），因此不能因为可能会出现 MRONJ 等不良反应而拒绝使用地舒单抗。

那么，骨质疏松患者如何预防地舒单抗引起的 MRONJ 呢？

第一，要戒烟限酒，注意口腔卫生，并定期接受口腔检查和必要的预防性治疗，如拔除预后不良的牙齿、修复不合适的义齿、控制口腔内感染等。如近期计划接受拔牙、种植牙、根尖手术、牙周手术等，则应暂停使用地舒单抗，待术后创面修复后再考虑恢复使用。

第二，要注意避免长期盲目使用地舒单抗，以免过度抑制骨骼重建而诱发 MRONJ。一般而言，若非紧急或特别严重的情况，建议患者在注射地舒单抗 6 个月后再考虑拔牙，并注意采用最小创伤的技术，严密关闭拔牙创口，避免拔牙窝空虚或骨嵴暴露，预防性地应用抗菌药物。

第三，长期停用地舒单抗，可导致患者骨质丢失速度加快、骨折风险增加，再加上不及时处理病灶牙，也可加重感染而诱发颌骨坏死。因此，不能因为"曾注射过地舒单抗"而拒绝拔牙。地舒单抗的有效抗骨吸收作用时间平均为 6 个月，部分患者中可达 9 个月，但很少超过 12 个月。

第四，如患者在接受拔牙等牙科手术后，出现颌面部软组织炎性肿胀、局部流脓、疼痛、伤口不愈合、窦道形成、颌骨外露、死骨形成等症状及体征，则应考虑颌骨坏死的可能性，需及时前往口腔科就诊，并接受相应治疗措施，包括控制感染、清除死骨、修复伤口和使用骨形成促进剂（如特立帕肽）等。

第四章
补充钙和维生素 D

1. 长期吃素为何会导致抽筋

近日，医生接到许婆婆女儿的电话，她说困扰她七旬母亲一个多月的抽筋（即肌痉挛）症状已明显缓解。那么，这是怎么回事呢？

许婆婆的发病情况

许婆婆年幼时父母离世，从小由外婆带大，日子虽然过得清苦，但身体一直硬朗，没有慢性肾病、恶性肿瘤等疾病，也没有甲状腺或颈部手术史。

10多年前，许婆婆在跌倒后先后出现了第1腰椎、第2腰椎骨折，并接受了两次椎体成形术。两年前，她再次因肢体乏力而跌倒，导致左侧髋部骨折，经保守治疗后恢复正常。

1个多月前，许婆婆出现下肢"抽筋"，开始以夜间抽筋为主，后来逐渐发展到白天也抽筋。近1周来，她的双手也出现抽筋，甚至到了"人都站不稳"的地步……

长期吃素是主要诱因

医生追问患者病史发现，受其外婆影响，许婆婆从小吃素。目前，她每个月中有 10 天完全吃素，只吃蔬菜和米饭；而在其余 20 天里，也只是吃点猪肉和蔬菜，从不吃奶制品、蛋类和水产类食物。

抽血检测后发现，许婆婆存在维生素 D 缺乏（血清 25- 羟基维生素 D 为 11.29ng/mL），白蛋白（31.5g/L，参考值为 40.0～55.0g/L）和血钙（1.98mmol/L，参考值为 2.11～2.52mmol/L）降低。

许婆婆之所以反复出现抽筋，主要是因为长期吃素导致钙和维生素 D 摄入不足，从而引起低钙血症，诱发神经肌肉兴奋性升高，最终出现肌痉挛。

综合干预显奇效

根据许婆婆的实际情况，医生为她制订了以下治疗方案。

增加日照时间　许婆婆平时很少外出活动，喜欢独自待在家中，故鼓励许婆婆外出晒太阳，平均每天 30 分钟，以促进皮肤合成维生素 D。

多食富含维生素 D 的食物　如水产类、菌菇类、奶类、蛋类、动物肝脏等（见图 4-1），并选择食用含维生素 D 的强化食品。

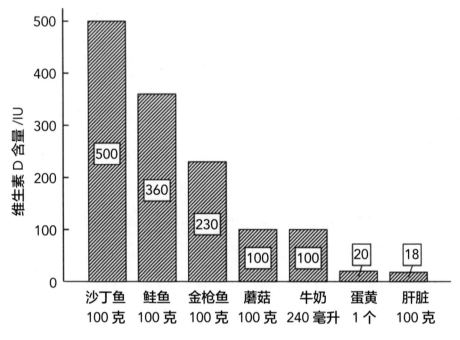

图 4-1 自然界中含维生素 D 较多的食物

接受药物治疗 在服用碳酸钙维生素 D_3 片和骨化三醇的基础上，医生给予患者维生素 D 补充剂，从而提高体内维生素 D 的水平，促进钙的吸收，纠正低钙血症。

2. 有关钙片服用的常见疑问解答

研究表明，补钙（特别是与维生素 D 联合应用）可降低中老年人的骨折风险。《中国居民膳食指南（2022）》建议中老年人每日钙的摄入量为 1 000 毫克，但我国中老年人平均每日从饮食中摄取的钙不足 400 毫克，故需要通过服用钙片来补充。然而，关于服用钙片，人们仍存在诸多疑问。

疑问 1 中老年人选择何种钙剂好

中老年人在选择钙剂时，需要综合考虑钙含量、是否含有维生素 D、有无循证医学证据、来源是否安全、服用是否方便等因素。目前，可以通过医保支付的、适用于中老年人服用的钙剂主要是碳酸钙和维生素 D_3 的复方制剂（本书所说的钙片指的就是这一类）。该类钙剂性价比高，含钙量可达 40%，且每天服用片数较少（1～2 片）。

疑问 2　何时服用钙片效果较好

一般建议钙片随餐服用，因为进餐时胃酸分泌增加，有助于钙片的分解和吸收。应避免空腹服用钙片以减少胃胀、胃痛等不适。鉴于夜间和清晨血钙水平较低，因此一般建议在晚餐时或晚餐后 2 小时内服用。

疑问 3　服用钙片后为何还要补充普通维生素 D

我国中老年人群普遍存在维生素 D 缺乏，而钙片中的维生素 D 含量常常不足，如每片碳酸钙维生素 D_3 片中仅含维生素 D 125IU，难以有效纠正维生素 D 缺乏。维生素 D 缺乏患者，可选择肌内注射维生素 D_2 注射液或口服大剂量的维生素 D 胶囊来补充。

疑问 4　服用钙片后为何还要服用活性维生素 D 及其类似物

老年人肾脏中 1α- 羟化酶的活性下降，25- 羟基维生素 D 经肾脏转变为 1,25- 二羟维生素 D（即活性维生素 D）减少，因而需要适当补充活性维生素 D 及其类似物。目前，可与钙片同时服用的活性维生素 D 及其类似物主要有以下两种，即骨化三醇和阿法骨化醇。前者服用后直接起效，而后者服用后需要在肝脏转化为骨化三醇后才能起效。

疑问 5　服用钙片后出现胃部不适、便秘怎么办

约 1/10 的中老年人在服用钙片后出现胃部不适，甚至出现便秘。此时，除了选择较小剂量的咀嚼片外，可以改服其他钙剂（如柠檬酸钙）。柠檬酸钙的吸收不依赖胃酸，较少引起胃肠道不适，但价格较高，且需服用的片数较多。当然，也可选择服用艾地骨化醇软胶囊，这是一种新型活性维生素 D 衍生物，具有较强的促进钙吸收的能力，在常规饮食情况下不必服用钙片。

疑问 6　补钙是否会增加心血管疾病的发病风险

有人认为，补钙会诱发血管钙化，进而增加心血管疾病的发病风险，其实这是误解。美国国家骨质疏松基金会和美国心脏协会联合发布的临床实践指南指出，只要每天钙摄入量（含膳食）不超过 2 000 ~ 2 500 毫克，无论是否同时补充维生素 D，饮食补钙和药物补钙对心血管系统都是安全的。

小贴士　　**不同钙剂中钙元素的含量**

　　目前市场上钙剂的种类很多，包括碳酸钙、磷酸钙、醋酸钙、枸橼酸钙、乳酸钙和葡萄糖酸钙等。不同种类的钙剂中，钙元素的含量差异很大，见表4-1。

表4-1　不同种类钙剂中钙元素含量

化学名	钙含量 /%	化学名	钙含量 /%
碳酸钙	40.00	枸橼酸钙	21.00
磷酸钙	38.76	乳酸钙	18.37
醋酸钙	25.34	葡萄糖酸钙	9.30

3. 常服钙片会诱发肾结石吗

在门诊中，尽管很多患者知道服用钙片有助于防治骨质疏松，但他们仍然心存顾虑，担心钙片会诱发肾结石或胆石症。那么，这种担心是否合理呢？让我们一起往下看吧！

钙片不会诱发肾结石

泌尿系统结石不仅可引发剧烈腰痛、腹痛等症状，还可能导致反复、严重的尿路感染和梗阻，进而诱发急、慢性肾功能不全。在泌尿系统结石中，最常见的部位是肾脏，约占95%，此外结石也可发生在输尿管、膀胱和尿道等处。

一般而言，服用钙片有助于降低肾结石的发病风险。因为绝大多数肾结石属于草酸钙结石，即草酸是肾结石的主要危险因素。钙能与肠道中的草酸结合，然后随粪便排出，肠道对草酸的吸收减少，尿液中的草酸含量自然就下降，从而有助于减少肾结石的发生。

国外曾有学者对 45 619 名 40～75 岁没有肾结石病

史的中老年男性进行随访平均随访时长为 4 年，结果发现适当增加饮食中钙的摄入，肾结石的发病风险会逐渐下降。

我们曾经调查 772 例老年人服用钙片和肾结石患病率的关系，发现服用钙片不会增加老年人肾结石的患病率。该调查还发现老年男性肾结石患病率（5.30%）明显高于女性（2.28%），一是因为男性的尿道相对细长；二是因为雄激素有促进肝脏合成草酸的作用。

钙片不会诱发胆石症

尽管许多胆道系统结石（简称胆石症）患者可能无明显症状，但当发生结石嵌顿或并发感染时，患者就会出现明显腹痛、发热等不适，严重时可危及生命。在胆石症中，最常见的发病部位是胆囊，约占 90%，其次是胆管，约占 10%。

在正常胆汁中，胆固醇和胆盐以一定比例共存于稳定的胶态离子团中，且其比例在 1：30 ~ 1：20 之间。当这一比例失衡（高于 1：13）时，胆固醇便沉淀析出，聚合形成结石。一般认为 80% 的胆囊结石属于胆固醇结石，且胆固醇含量超过 70%，而在纯胆固醇结石中甚至超过 90%。因此，胆石症的形成主要是胆固醇和胆盐比例失调所致，与钙的摄入量无关。

我们曾经调查了 728 例老年人服用钙片与胆石症患病率的关系，发现无论是老年男性还是老年女性，服用钙片者和未服用钙片者的胆石症患病率均无明显差异，这说明服用钙片不会增加老年人胆石症的患病率。

此外，该调查还发现老年女性胆石症患病率（23.48%）明显高于老年男性（16.84%），这主要是因为女性受妊娠、绝经后体内激素变化等影响，其胆固醇与胆盐的比例容易出现失衡。

如何预防结石

鉴于中老年人易患骨质疏松，且骨质疏松又是导致其致死、致残的常见原因，因而对于需要服用钙片的中老年人来说，可放心服用。

肾结石和胆石症的形成是基因、地理环境、不良生活饮食习惯、某些疾病和药物等多种内外因素长期共同作用的结果。那么，中老年人如何来预防肾结石、胆石症呢？

中老年人应坚持低盐饮食，每日盐摄入量低于 5 克。

多喝水，在食用富含草酸的食物前，先在沸水中焯 1 分钟。

三餐定时定量，且少食富含胆固醇的食物（如动物内脏等）。

注意劳逸结合、作息规律，并坚持参加户外运动。

积极治疗高脂血症、糖尿病、高尿酸血症、泌尿系统感染、胆道感染等疾病。

对肾结石、胆石症的患者，应尽早在医生的指导下接受规范的治疗。

4. 维生素 D 缺乏可诱发骨软化

众所周知，维生素 D 的缺乏会影响钙、磷的吸收，不仅可诱发骨质疏松，还可导致骨软化症，出现肌无力、骨痛等症状。72 岁的李女士就是一个典型的例子。

李女士的发病经过

30 年前，李女士因大便中有黏液脓血就医，接受肠镜检查后被诊断为溃疡性结肠炎，平时服用美沙拉秦等药物，但症状时轻时重。

10 年前，李女士因右侧脑血管瘤破裂出血，接受了脑血管介入栓塞手术。此后，她因左侧下肢活动不便，只能待在家中，很少参加户外活动。

3 年前，李女士逐渐出现双下肢乏力、腰背疼痛，且伴有身高明显缩短（3 年内下降 5 厘米）。

1 个月前，李女士不慎跌倒，出现左侧第 1、第 2 腰椎横突、左侧耻骨上下支以及左侧腕部骨折。

李女士的检查情况

李女士身高 150 厘米，呈明显的驼背和脊柱侧弯。DXA 骨密度检查显示骨质疏松（其中左侧股骨颈、全髋的骨密度 T 值分别为 -4.9、-5.2）；抽血检测发现维生素 D 严重缺乏（2.55ng/mL），同时甲状旁腺激素升高（137.3pg/mL，参考值 15.0 ~ 65.0pg/mL）。

血生化检查显示，她的血钙（2.07mmol/L）和血磷（0.77mmol/L，参考值 0.81 ~ 1.51mmol/L）下降，碱性磷酸酶升高（187U/L，参考值 50 ~ 135U/L），考虑李女士为维生素 D 缺乏引起的低磷骨软化。

李女士出现维生素 D 严重缺乏的原因，一是溃疡性结肠炎会影响维生素 D 的吸收；二是 10 年前她脑血管瘤破裂出血后，室外活动减少，日光照射严重不足，导致皮肤合成维生素 D 明显减少。

长期维生素 D 缺乏，可影响钙、磷的吸收。持续的低钙血症，可刺激甲状旁腺分泌甲状旁腺激素，加速骨质丢失；而长期低磷血症，可影响新生骨的矿化，从而出现肌无力和骨痛等症状。

李女士的治疗对策

李女士维生素 D 严重缺乏，且患有溃疡性结肠炎，故在坚持晒太阳、服用碳酸钙维生素 D_3 片和骨化三醇的基础上，肌内注射维生素 D_2 注射液 60 万 IU（每月 1 次）。

经过 3 个月的治疗，李女士下肢乏力和腰背疼痛症状明显缓解。复查显示，她的 25- 羟基维生素 D 水平上升至 22.09ng/mL，甲状旁腺激素水平下降至 62.7pg/mL，血生化检查显示她的血钙（2.25mmol/L）和血磷（1.08mmol/L）水平上升、碱性磷酸酶水平下降（109U/L）。

尽管经治疗后，李女士的肌无力和腰背疼痛症状已明显缓解，但其脊柱畸形和身高缩短的情况已无法逆转。因此，对于维生素 D 缺乏的高危人群，应注意及早检测、及早治疗。

 小贴士 维生素 D 缺乏的高危人群

1. **老年人** 随着年龄增长，老年人皮肤中 7- 脱氢胆固醇的含量逐渐下降，接受日光照射后皮肤合成维生素 D 的能力明显下降，容易出现维生素 D 缺乏。

2. **长期居家或室内工作人员** 包括长期从事夜班工作的

人员，因长期缺乏日光照射，容易出现维生素 D 缺乏。

3. 过度使用防晒产品者　长期过度使用防晒产品或因文化、习俗而需要长期遮盖头部或面部的人群，容易出现维生素 D 缺乏。

4. 皮肤较暗人群　皮肤色素沉着较多，会影响皮肤合成维生素 D 的能力，容易出现维生素 D 缺乏。

5. 肥胖者　维生素 D 是脂溶性维生素，会分散在脂肪组织中，因而肥胖者维生素 D 水平较低，而且维生素 D 补充所需的时间也更长。

6. 长期素食者　维生素 D 主要分布在海洋鱼类、奶制品、蛋黄和动物肝脏中，因而长期素食者容易出现维生素 D 缺乏。

7. 长期饮酒者　酒精不仅可以影响肝脏中 25- 羟化酶的活性，导致维生素 D 合成不足，而且容易诱发胃炎、肝硬化等疾病，导致维生素 D 等营养物质的吸收减少。

8. 孕妇和哺乳期女性　女性在孕期和哺乳期容易出现维生素 D 缺乏，缺乏维生素 D 的女性所生的婴幼儿也容易出现维生素 D 缺乏。

9. 长期使用影响维生素 D 代谢药物者　抗癫痫药物、糖皮质激素、骨形成促进剂特立帕肽等，都可影响维生素 D 的代谢，使其水平下降。

10. 患有影响维生素 D 合成或吸收疾病者 这类疾病包括慢性肝病、慢性肾脏病、甲状旁腺功能亢进、胃大部切除术后、溃疡性结肠炎等。

5. 老年人晒太阳，为何效果差

半年前，75 岁的刘奶奶看到自己的维生素 D 检测报告（6.74ng/mL），简直不敢相信自己的眼睛："只要有太阳，我都会出去晒几分钟，为什么维生素 D 水平还会这么低呢？！"

老年人晒太阳补维生素 D 效果差

众所周知，人体内源性维生素 D 中，绝大多数（约 80%）是依靠皮肤中的 7- 脱氢胆固醇在阳光紫外线照射下合成的，但是老年人皮肤中 7- 脱氢胆固醇含量下降，因此在相同日光照射下，维生素 D 的生成量明显减少。

国外有学者曾以 6 例年龄在 20～30 岁的年轻白人和 6 例年龄在 62～80 岁的老年白人为研究对象，观察他们在全身接受紫外线（260～360nm）照射（$32mJ/cm^2$）后皮肤产生维生素 D_3 的数量。

结果发现，在 24 小时内，年轻人血液中的维生素 D_3 从平均 2.6ng/mL 上升到 30ng/mL，而老年人仅从 1.5ng/mL 上升到 7.6ng/mL。由此可见，老年人在接受日光照射后，皮肤维生素 D_3 的生成量不到年轻人的 1/4。

长期偏食导致维生素 D 摄入不足

医生询问病史，得知刘奶奶从来不喝牛奶，也不喜欢吃鱼和动物肝脏。此外，刘奶奶患有高脂血症，她听说"吃蛋黄会诱发血脂增高"，因而一直"只吃蛋白、不吃蛋黄"。

鸡蛋是我国中老年人最常见的营养食品，其中蛋黄是维生素（包括维生素 D）、矿物质、磷脂、胆碱等营养物质的主要来源，对健康十分有益。因此，吃鸡蛋时不能丢弃蛋黄。

尽管蛋黄含有一定量的胆固醇，但这些胆固醇并非完全在肠道吸收，也不会诱发血脂增高。2020 年一项样本量为 146 011 例、随访 9.5 年的队列研究发现，鸡蛋摄入与健康人群血脂异常无关。因此，老年人每天吃 1 个鸡蛋是安全的，也是必要的。

中老年女性血脂增高，主要是由于其体内雌激素水平下降，肝脏分解胆固醇的能力降低。因此，刘奶奶要注意少吃肥肉等高脂肪食物，并加服他汀类药物。

综合治疗使维生素 D 水平恢复正常

根据刘奶奶的实际情况，我们为她制订了治疗方案。

增加日照 坚持室外晒太阳，并适当暴露上下肢，每天 30 分钟。

饮食补充 每天坚持吃 1 个鸡蛋（不弃蛋黄）、喝 300 ~ 500 毫升牛奶，每周吃 2 次（300 ~ 500 克）以上水产类食物。

药物治疗 肌内注射维生素 D_2 注射液（60 万 IU，每月 1 次），连续注射 6 个月。

近日，刘奶奶来门诊复查，结果显示血清 25- 羟基维生素 D 已恢复正常（35.68ng/mL），故医生嘱患者停用维生素 D_2 注射液，改为每天服用 1 粒维生素 D 软胶囊（400IU）维持治疗。

 小贴士 维生素 D 缺乏的诊断标准

目前，维生素 D 缺乏常参考以下诊断标准：30ng/mL ≤ 25- 羟基维生素 D ≤ 100ng/mL 为正常（1ng/mL=2.5nmol/L）；20ng/mL ≤ 25- 羟基维生素 D < 30ng/mL 为不足；25- 羟基维生素 D < 20ng/mL 为缺乏（其中 25- 羟基维生素 D <

10ng/mL 为严重缺乏），见图 4-2。当然，血清 25- 羟基维生素 D 水平也不是越高越好，如血清 25- 羟基维生素 D 水平持续超过 200ng/mL，可认为是潜在维生素 D 中毒。

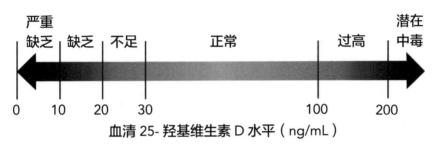

图 4-2　维生素 D 缺乏诊断标准

6. 烈日下暴晒，小心皮炎找上门

年过六旬的苏女士急匆匆地来到门诊，只见她的颈部和前臂有片状水肿性红斑，医生赶紧询问原委。

原来，3 周前苏女士检测出维生素 D 缺乏，医生建议她多晒太阳。于是，苏女士每天上午 8 点至 10 点半，以及下午 3 点至 5 点半，穿着短袖衬衫，坐在公园里晒太阳。大约 1 周前，她的颈部、前臂等处开始出现红斑，且伴有发痒症状。

老年人容易出现维生素 D 缺乏

近年来，维生素 D 缺乏已成为全球性的健康问题，且形势日益严峻。我们曾经调查了 360 例老年女性血清 25- 羟基维生素 D 的缺乏情况，发现维生素 D 缺乏（< 20ng/mL）有 261 例，约占调查总人数的 2/3。

老年人皮肤中的 7- 脱氢胆固醇含量下降，导致其经日光照射后维生素 D 的生成较少。有研究表明，在接受相同强度的紫外线照射后，老年人皮肤维生素 D 生成量比年轻人下降 75%。

老年人室外活动量减少，接受日光照射的时间也相应减少。我们曾经调查了老年女性坚持室外运动与血清 25- 羟基维生素 D 的关系，结果发现坚持室外运动的老年女性，其 25- 羟基维生素 D 水平比未坚持室外运动的要高 3.5ng/mL。

老年人夏季需防日光性皮炎

日光性皮炎，又称急性日晒伤、晒斑，是皮肤受到强烈光线照射后出现的一种急性损伤性皮肤反应，患处皮肤表现为红肿、灼痛，甚至出现水疱、瘙痒等症状。本病在春末夏初多见，其症状轻重与光线强弱、照射时间长短、肤色深浅、体质等因素有关。

为避免发生日光性皮炎，老年人在夏季应选择在早晚时段晒太阳，并避免在中午前后外出，如确实需要外出，则应撑遮阳伞。当然，老年人在夏季可以选择坐在凉快的树荫下晒太阳，此时阳光会透过树叶间的缝隙洒到皮肤上，同样能促进皮肤合成维生素 D。

需要提醒的是，老年人体质虚弱，且常伴有心脑血管疾病，因而要注意避免长时间在阳光下暴晒，以免发生意外。

药物治疗是维生素 D 补充的重要方法

由于老年人室外活动减少，皮肤中维生素 D 生成量不足，单靠晒太阳常常不能有效纠正维生素 D 缺乏，故应及时补充维生素 D 制剂。

老年人可以选择口服较大剂量（如 5 000IU、10 000IU）的维生素 D 胶囊，也可以选择肌内注射维生素 D_2 注射液。肌内注射后，维生素 D_2 会贮存在脂肪组织里，然后逐渐吸收入血，并在肝脏转化为 25- 羟基维生素 D，从而纠正维生素 D 缺乏状态。

在接受维生素 D_2 注射液治疗过程中，应注意遵循一定的疗程，并定期检测。一般而言，维生素 D 缺乏的老年人，平均需要连续注射 6 个月（每月注射 60 万IU），其血清 25- 羟基维生素 D 水平才能达标（ ≥ 30ng/mL，液相色谱 - 质谱法）。当老年人维生素 D 水平达标后，可改服小剂量（如 400IU）的维生素 D 软胶囊维持治疗。

7. 为什么维生素 D 水平上升这么"慢"

同事小丽打来电话，说她一年前首次检测血清 25-羟基维生素 D 水平为 11.18ng/mL（其中 25-羟基维生素 D_2 为 0.28ng/mL，25-羟基维生素 D_3 为 10.90ng/mL），近一年来，她共注射了 3 次维生素 D_2 注射液（每次 40 万 IU），但近日体检发现血清 25-羟基维生素 D 仍然只有 12.65ng/mL。那么，为什么小丽血清 25-羟基维生素 D 水平上升这么慢呢？

维生素 D 检测方法不同

小丽首次检测血清 25-羟基维生素 D 的方法是液相色谱-质谱法。该方法能检测出 25-羟基维生素 D_2 和 25-羟基维生素 D_3 的含量，并根据两者的数值计算出 25-羟基维生素 D 的总量，因而比化学发光免疫分析法更加敏感和精准，是目前血清 25-羟基维生素 D 检测的"金标准"。

而小丽近期体检时血清 25-羟基维生素 D 的检测方

法是化学发光免疫分析法。该方法检测维生素 D 具有自动化的特点，可定期处理大量样本，是目前国内主要的检测方法之一，但它不能定量区分 25-羟基维生素 D_2 和 25-羟基维生素 D_3，且对 25-羟基维生素 D_2 的检出率较低（约 50%）。

采用液相色谱-质谱法复查结果显示，小丽的血清 25-羟基维生素 D 为 21.34ng/mL（其中 25-羟基维生素 D_2 为 15.15ng/mL，25-羟基维生素 D_3 为 6.19ng/mL）。在肌内注射维生素 D_2 注射液后，虽然血清 25-羟基维生素 D_2 明显上升，但 25-羟基维生素 D_3 水平有所下降，加上化学发光免疫分析法只能检出部分 25-羟基维生素 D_2，从而导致体检时所测得的血清 25-羟基维生素 D 偏低。

一般而言，正常人群 25-羟基维生素 D_2 的含量较低。因此，医生在了解患者的维生素 D 水平时，可以选择化学发光免疫分析法，但是在患者补充维生素 D_2 制剂（如肌内注射维生素 D_2 注射液或服用维生素 D_2 软胶囊）时，则应选择液相色谱-质谱法来判断疗效。

维生素 D 补充剂量不足

尽管小丽在 1 年中共注射 3 次维生素 D_2 注射液（每

次 40 万 IU ），但其总剂量仍然不足。维生素 D_2 注射液是国家基本药物，其常规使用方法是每次注射 60 万 IU，每月注射 1 ~ 2 次。

研究发现，对于血清 25- 羟基维生素 D 水平低于 15ng/mL 的患者，每月注射维生素 D_2 60 万 IU，如果用液相色谱 - 质谱法来检测疗效，患者平均需要连续注射 6 个月；而用化学发光免疫分析法来检测，患者平均需要连续注射 12 个月，血清 25- 羟基维生素 D 水平才会恢复正常（$\geqslant$ 30ng/mL ）。

肌内注射维生素 D_2 注射液后，患者体内 25- 羟基维生素 D_3 水平明显下降，这是因为维生素 D_2 在肝脏与维生素 D_3 竞争 25- 羟化酶，从而导致体内维生素 D_3 转化为 25- 羟基维生素 D_3 的量减少。

改变不良生活方式

在询问病史过程中，医生发现小丽的生活方式也需要改变。

不喝牛奶 资料显示，每 240 毫升牛奶中约含维生素 D 20IU，但小丽觉得牛奶的味道"怪怪的"，从不喝牛奶。

丢弃蛋黄 蛋黄是维生素、矿物质、磷脂、胆碱等营养物质的重要来源，每个蛋黄中约含维生素 D 20IU，但小丽觉得蛋黄"口感不好"，因此每次吃水煮蛋时，都会丢弃蛋黄。

过度防晒　在人体内源性维生素 D 中，绝大多数是表皮中的 7- 脱氢胆固醇在阳光紫外线的照射下转变而来的。而小丽平时不喜欢户外活动，偶尔外出还要涂抹防晒霜、使用遮阳伞，从而导致其皮肤合成维生素 D 减少。

因此，建议小丽及时改变以上不良生活方式，继续注射维生素 D_2 注射液，3 个月后通过液相色谱 - 质谱法复查血清 25- 羟基维生素 D 水平。

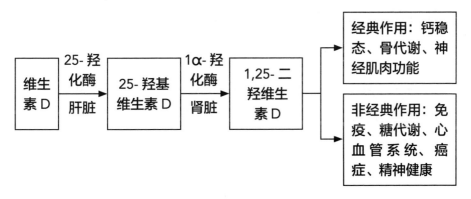

8. 补充维生素 D 的"雪中炭"和"锦上花"

常有老年患者感到疑惑：既然已经在补充普通维生素 D，为什么还要再服用活性维生素 D 及其类似物？

这要从维生素 D 的代谢过程说起。

维生素 D 的代谢过程

皮肤中 7- 脱氢胆固醇经日光照射后合成的维生素 D 和饮食中消化吸收的维生素 D，首先在肝脏 25- 羟化酶的催化下转变为 25- 羟基维生素 D，然后再在肾脏 1α- 羟化酶的作用下转变为 1,25- 二羟维生素 D，见图 4-3。

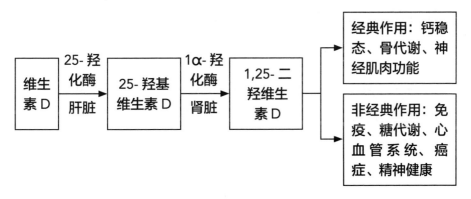

图 4-3 维生素 D 在人体内的代谢过程

1,25- 二羟维生素 D 与骨骼、肠道、肾脏等靶器官内的维生素 D 受体结合，发挥激素样作用，故称活性维生素 D 或 D 激素。所以，1,25- 二羟维生素 D 是体内真正起作用的维生素 D 代谢物，但是由于其在血液中的半衰期很短（仅 4～6 小时）、浓度极低，且易受血钙、甲状旁腺激素的反馈调节，因而在临床上难以直接检测。

相比之下，血清 25- 羟基维生素 D 水平比较稳定（半衰期约为 2～3 周），而且是人体中含量最多的维生素 D 代谢物，其浓度约为 1,25- 二羟维生素 D 的 1 000 倍，是目前判断维生素 D 是否缺乏的主要指标。

补充普通维生素 D 是"雪中送炭"

理论上讲，老年维生素 D 缺乏患者，应当补充足够的活性维生素 D，因为在体内真正起作用的是 1,25- 二羟维生素 D。但是 1,25- 二羟维生素 D 在体内不能储存，我国《原发性骨质疏松症诊疗指南（2022）》建议维生素 D 缺乏患者应该补充普通维生素 D，并使血清 25- 羟基维生素 D 水平维持在 30ng/mL 以上。

当然，在补充普通维生素 D 过程中，应适当减少活性维生素 D 的剂量（如每天只服用 1 粒骨化三醇）。这是因为在补充普通维生素 D 后，随着体内血清 25- 羟基维生素 D 水平的提高，内源性的 1,25- 二羟维生素 D 合成也会增加，如再服用足量骨化三醇（如每日 2 粒），就可能出现厌食、乏力、血钙增高等中毒症状。

补充活性维生素 D 是"锦上添花"

由于老年人肾脏中 1α- 羟化酶活性下降，体内 1,25- 二羟维生素 D 合成明显不足，因而老年人应该适当补充活性维生素 D 及其类似物。不过，活性维生素 D 及其类似物，不会转变成 25- 羟基维生素 D，所以不能有效提高血清 25- 羟基维生素 D 水平。

活性维生素 D 及其类似物是指不需要通过肾脏 1α-羟化酶羟化即可发挥生理活性的药物。目前临床上主要有三种：骨化三醇和艾地骨化醇经过肠道吸收后直接起效；而阿法骨化醇（即 1α- 羟基维生素 D_3，每次 0.25 ~ 1 微克，每日 1 次），经肠道吸收后需经过肝脏 25- 羟化酶羟化后转变成 1,25- 二羟维生素 D 才能起效。

9. 艾地骨化醇软胶囊临床使用问答

尽管新型活性维生素 D 衍生物艾地骨化醇软胶囊（规格有 0.50 微克或 0.75 微克，每日 1 次，每次 1 粒）已在中国上市，但是患者对该药的临床应用还有一些疑问。

疑问 1　艾地骨化醇软胶囊为什么能治疗骨质疏松

艾地骨化醇软胶囊的抗骨质疏松机制主要包括以下 3 个方面：一是直接刺激骨骼表面的成骨细胞形成新的骨骼；二是抑制破骨细胞的分化和成熟从而抑制骨吸收；三是促进肠道对钙的吸收。

疑问 2　为什么艾地骨化醇软胶囊常与骨吸收抑制剂联合应用

尽管艾地骨化醇软胶囊可提高骨密度，降低椎体、非椎体（如腕部、肱骨、髋部等）的骨折风险，但其作用较弱，因此该药在临床上常联合骨吸收抑制剂（如地舒单抗、双膦酸盐类等）。需要注意的是，与其他活性维生素 D 及其类似物（如骨化三醇、阿法骨化醇）一样，艾地骨化醇软胶囊不宜与骨形成促进剂特立帕肽合用，以免引起血钙增高。

疑问 3　服用艾地骨化醇软胶囊期间为何不需要服用钙片

艾地骨化醇软胶囊具有较强的促进肠钙吸收作用，即使在钙摄入量不足的骨质疏松患者中，也可提高骨密度，且其治疗效果不受钙摄入量的影响。因此，除非患者的钙摄入量明显不足，否则在常规饮食条件下，服用艾地骨化醇软胶囊期间不建议服用钙片，以免引起血钙增高。当然，在服用艾地骨化醇软胶囊期间，适当摄入含钙丰富的食物（如牛奶）是必要的。

疑问 4　漏服艾地骨化醇软胶囊后是否需要在次日补服 1 粒

建议患者每日坚持服用 1 粒艾地骨化醇软胶囊（空腹或餐后服用均可），以维持其在体内的血药浓度。艾地骨化醇软胶囊（0.75 微克）的半衰期长达 53 小时，因而偶尔漏服 1 天，对其疗效影响不大。如果不慎漏服，可在次日按时服用，但不推荐次日加服，以免血药浓度过高，导致血钙增高，诱发肌酐增高、血压升高和厌食、乏力、心悸等不适。

疑问 5　哪些患者需要禁用或慎用艾地骨化醇软胶囊

高钙血症患者、孕妇和哺乳期女性禁用该药物。有肾功能不全、恶性肿瘤晚期、原发性甲状旁腺功能亢进症等有高钙血症风险的患者，应注意慎用，并在治疗前、治疗期间定期检测血钙、血磷、肾功能等指标。另外，有肾结石病史或肾结石的患者在服用该药后，应注意定期复查肾脏超声，如发现新发肾结石或肾结石增大、数量增多，则应及时停用该药物。

10. 骨钙素降低是因为缺钙吗

六旬的傅女士很疑惑：为什么自己天天喝牛奶、吃钙片，还是缺钙？

"你是怎么知道自己缺钙的？"医生问。

"我最近抽血化验，发现骨钙素很低！"傅女士回答。

傅女士的就医经历

6个月前，傅女士在接受地舒单抗治疗前，曾经检测过血清骨代谢标志物，检测结果显示骨钙素是19.30ng/mL。近期复查时，她却发现骨钙素下降到9.0ng/mL。

有人认为，骨钙素降低提示体内缺钙，可能会诱发骨质疏松，建议积极补钙。傅女士实在是想不通，近半年来自己每天都喝牛奶、吃钙片，怎么还会出现缺钙的情况？

那么，什么是骨钙素？骨钙素为何降低？骨钙素降低真的是因为缺钙吗？

什么是骨钙素

骨钙素是一种主要由成骨细胞分泌的、由 49 个氨基酸组成的非特异性胶原蛋白，是一种骨形成标志物。骨钙素产生后一部分进入骨基质，另一部分释放进入血液循环。完整的骨钙素在血液中不稳定，水解后形成稳定的骨钙素氨基末端片段（即 N 端骨钙素）。

研究发现，血清骨钙素、P1NP（骨形成标志物）和 CTX（骨吸收标志物）三者之间呈中度正相关，且均与骨密度呈负相关，因此血清骨钙素、P1NP、CTX 三者升高，提示患者可能需要接受抗骨吸收治疗。

骨钙素降低是因为缺钙吗

"骨钙素降低是补钙不足、机体缺钙引起的"，这其实是误解。患者在接受抗骨吸收治疗后，其破骨细胞和成骨细胞功能均受到明显抑制，骨钙素、P1NP、CTX 等骨转换标志物都会出现明显下降。

我们曾经分析了 129 例 50 ~ 70 岁（平均 60 岁）的绝经后骨质疏松症患者，接受地舒单抗治疗后血清骨钙素、P1NP、CTX 的变化，发现三者都出现明显下降，其中骨钙素的平均水平从 23.41ng/mL 下降到 11.06ng/mL，下降幅度约为 53%。

只要患者坚持抗骨吸收治疗，其成骨细胞、破骨细胞功能就会受到持续抑制，血清骨钙素、P1NP、CTX 水平也会维持在较低水平。骨钙素下降其实是患者接受抗骨吸收治疗的标志，不需要特殊处理。

当然，如果患者停止使用地舒单抗等骨吸收抑制剂，或使用骨形成促进剂特立帕肽，随着成骨细胞、破骨细胞活性增强，骨形成、骨吸收速度加快，骨钙素、P1NP、CTX 等骨转换标志物就会出现明显上升。

第五章
药物是一把"双刃剑"

1. 存钱不如存骨量

近日，骨质疏松门诊来了一位六旬的甄女士，她否认有脆性骨折史。DXA骨密度检查显示其骨量减少（其中股骨颈骨密度T值为 −2.1），血清骨代谢标志物检测显示骨质丢失速度较快，预计5年内会发展为骨质疏松。

按照目前医保政策的规定，甄女士只能自费使用骨吸收抑制剂。甄女士表示，需要自费就不治了，等出现了骨质疏松再说！

骨质疏松预防胜于治疗

甄女士选择不治疗，主要源于其对骨质疏松的危害认识不足。骨质疏松最大的危害是在跌倒等情况下容易出现髋部、椎体、腕部等部位的骨折。

骨折不仅会出现疼痛和功能障碍，而且骨折后的医疗和护理需要大量的人力、物力和财力，给家庭和社会带来沉重的负担。据预测，我国2035年和2050年用于主要骨质疏松性骨折（椎体、髋部和腕部骨折）的医疗费用，分别高达1 320亿元、1 630亿元。

但骨质疏松性骨折是可以预防的，且预防费用远低于治疗费用。以地舒单抗（60毫克，每6个月皮下注射1次）为例，目前价格在600元左右，而1次椎体成形术的住院总费用在3万元左右。临床研究表明，绝经后骨质疏松症患者在连续使用地舒单抗3年后，其椎体骨折风险下降68%。

骨质疏松，早防治、早受益

国外有学者把绝经后低骨量患者分成地舒单抗组和对照组。地舒单抗组接受连续8年的地舒单抗治疗，而对照组在观察4年后再接受连续4年的地舒单抗治疗。

结果发现，地舒单抗组全髋骨密度持续上升，8年后与治疗前相比增加了6.8%；而对照组在未接受治疗的4年中，全髋骨密度持续下降（约4%），尽管4年后也接受治疗，但8年时全髋骨密度与8年前相比增幅仅为1%。这意味着后面4年的抗骨质疏松治疗，主要是在弥补前面4年的骨质丢失。

绝经后女性的骨密度呈持续下降趋势，如果不予治疗，随着骨密度的进一步下降，骨折风险就会迅速增加。因此，骨质疏松需要尽早预防、尽早治疗。

如何延缓绝经后骨质丢失

众所周知，绝经后女性骨质快速丢失，主要是由于其卵巢功能衰退，雌激素分泌迅速下降，破骨细胞活性增强，骨吸收速度加快。因此，进入围绝经期的女性，可考虑接受绝经激素治疗。

对于不愿意或不适宜接受绝经激素治疗的女性，应在补充钙片和维生素 D 的基础上，接受抗骨吸收治疗，以延缓骨质丢失。在目前常用的骨吸收抑制剂中，以地舒单抗和双膦酸盐类药物最为常用。

由于目前国内多数地区规定，地舒单抗、双膦酸盐类等抗骨质疏松药物，只有骨质疏松症患者使用才能进入医保报销范围，因此对于骨量减少但骨质丢失速度较快的绝经后女性，可以考虑自费使用上述药物。

2. "王牌"药物之争，谁更胜一筹

近年来，随着抗骨质疏松新药研发的持续推进，我国已形成多机制、多靶点的治疗体系。那么，在目前国内众多的抗骨质疏松药物中，谁是治疗骨质疏松的"王牌"呢？

唑来膦酸

唑来膦酸是第 3 代的双膦酸盐类药物，与骨骼羟基磷灰石的结合力强，能特异性地结合到骨转换活跃的骨表面，从而抑制破骨细胞的功能，发挥抗骨吸收作用。临床研究表明，绝经后骨质疏松症患者在连续使用唑来膦酸 3 年后，其椎体骨折风险下降了 77%、髋部骨折风险下降了 41%。

唑来膦酸（5 毫克，每年静脉滴注 1 次），是目前抗骨质疏松药物中使用间隔最长的药物。目前国产唑来膦酸的价格降至 400 多元，性价比较高。但是，约有1/3 的骨质疏松患者，在接受唑来膦酸治疗后 72 小时内出现发热、肌肉痛等症状。随着地舒单抗在国内上市使用，唑来膦酸的使用量明显下降。

地舒单抗

地舒单抗是一种全人源单克隆抗体，能高特异性、高亲和力地与 RANKL 结合，阻止 RANKL 与破骨细胞前体细胞表面的 RANK 结合，导致破骨细胞不能活化，从而发挥抗骨吸收的作用。

地舒单抗每 6 个月皮下注射 1 次（60 毫克），不良反应相对较少，且价格较为便宜（600 元左右）。但是，地舒单抗的抗骨吸收作用持续时间明显不如唑来膦酸，皮下注射地舒单抗 6 个月后如不及时再次使用，其骨转换标志物上升速度较快，骨密度可出现快速下降。

特立帕肽或其他药物

特立帕肽是一种利用基因重组技术人工合成的由 34 个氨基酸组成的片段，它不仅能明显增加骨量、降低骨折风险，而且能加速骨折愈合，特别适合有椎体骨折史的绝经后骨质疏松症患者使用。但该药需要每天皮下注射（20 微克），且价格较高（在国内多数地区未纳入医保），从而限制了其在临床上的应用。

　　另一种双膦酸盐类药物阿仑膦酸钠（70毫克），需要每周清晨空腹服用1次，且存在一定的胃肠道不良反应，因而目前使用量有所减少。尽管降钙素类药物能有效缓解疼痛，但其抗骨吸收能力较弱。此外，选择性雌激素受体调节剂、维生素K类等药物在国内应用较少。

　　展望未来，如果有一种抗骨吸收作用时间更长、使用方便、不良反应少且价格便宜的新型药物问世，那么它无疑将成为公认的"王牌"。

3. 绝经激素治疗时要查血脂和骨转换标志物

一般而言，绝经激素治疗（MHT）方案中的雌激素具有一定的调血脂能力和抗骨吸收作用，有助于降低绝经后女性罹患心血管疾病和骨质疏松的风险。但是，不同的 MHT 方案对围绝经期女性的血脂和骨转换标志物影响各异，因此在接受 MHT 治疗期间，女性应注意定期检测血脂和骨转换标志物，并根据检测结果作相应处理。57 岁的肖女士就是这样一个典型的例子。

肖女士服用雌孕激素复方制剂 4 年的情况

7 年前，50 岁的肖女士月经周期出现明显不规律，并伴有潮热出汗等症状，于是前往医院妇科门诊就诊。

妇科医生在排除 MHT 禁忌证（包括妊娠、乳腺癌、性激素依赖性恶性肿瘤、严重肝功能不全、严重肾功能不全、动静脉血栓等）后，让其服用雌二醇地屈孕酮（前 14 片中含 17β- 雌二醇 1 毫克，后 14 片中含 17β- 雌二醇 1 毫克和地屈孕酮 10 毫克，每日 1 片）。

在服用雌二醇地屈孕酮期间，肖女士曾多次复查血生化指标和骨转换标志物，结果显示总胆固醇 < 5.2mmol/L、低密度脂蛋白胆固醇 < 3.4mmol/L，骨吸收标志物 CTX < 300pg/mL（提示骨质丢失速度慢）。此外，血常规、凝血功能、生殖激素、甲状腺功能、肿瘤标志物、子宫和乳腺超声等检查均未见明显异常。

肖女士改服替勃龙治疗 3 年的情况

3 年前开始，妇科医生调整了肖女士的 MHT 方案，改为每日服用 1 片组织选择性雌激素活性调节剂替勃龙（2.5 毫克），但肖女士擅自将剂量减半，每日仅服用半片（1.25 毫克）至今。

替勃龙虽非天然雌激素，但其有效成分 7- 甲基 - 异炔诺酮在体内可代谢成 3 种化合物（3α- 羟基替勃龙、3β- 羟基替勃龙和 Δ4- 异构体），在不同组织中呈现出雌激素、孕激素和较弱雄激素活性，从而改善女性绝经相关症状。

尽管肖女士在服用半片替勃龙后，无明显潮热出汗等症状，但多次复查发现血脂逐渐增高（近期总胆固醇为 6.27mmol/L、低密度脂蛋白胆固醇为 3.98mmol/L），骨吸收标志物 CTX 也升至 502.6pg/mL（提示骨质丢失速度加快）。此外，DXA 骨密度检查显示，肖女士近半年来腰椎和全髋骨密度分别下降 1.5% 和 2.0%。

肖女士目前的治疗策略

由于肖女士不愿意增加替勃龙片的剂量或更换 MHT 方案，故应注意及时加服调血脂药和抗骨质疏松药物。

长期血脂增高会加速血管硬化，诱发心脑血管疾病。因此，肖女士应该在低脂饮食的基础上，选择服用中等强度的他汀类药物，如阿托伐他汀（10 ~ 20 毫克 / 日）、辛伐他汀（20 ~ 40 毫克 / 日）等。

持续骨质丢失会发展为骨质疏松，增加骨折风险。因此，肖女士应该在补充钙和维生素 D 的基础上，加用双膦酸盐类药物（如阿仑膦酸钠）或地舒单抗等骨吸收抑制剂，以降低骨转换水平，减缓骨质丢失速度。

 小贴士　绝经激素治疗的适应证

参照《中国绝经管理与绝经激素治疗指南 2023 版》的建议，MHT 的适应证主要包括以下四类。

1. 出现月经紊乱、潮热出汗、睡眠障碍、情绪障碍等绝经相关症状。

2. 出现生殖道干涩疼痛、尿频、尿急、反复泌尿系统感染等泌尿生殖道萎缩相关症状。

3. 存在骨质疏松危险因素，或已出现骨量减少、骨质疏松等情况。

4. 存在过早的低雌激素状态，如早发性卵巢功能不全、下丘脑垂体性闭经、手术绝经等。

4. 地舒单抗治疗的常见避坑指南

自 2021 年 3 月地舒单抗被纳入国家医保目录以来，该药物因疗效确切、使用方便、不良反应少，已成为临床上常用的抗骨质疏松药物。然而，许多患者对该药的临床应用存在着一些误解，现选择其中常见的误解说明如下。

误解 1　未到骨质疏松阶段，不用注射地舒单抗

尽管一些患者的骨密度检查尚未达到骨质疏松阶段，但检测其骨转换标志物显示骨质丢失较快，此时就要及时使用骨吸收抑制剂（包括地舒单抗），否则就容易进一步发展为骨质疏松。骨质疏松贵在早防早治，"等到骨质疏松后再来治疗"的想法是错误的。

误解 2　地舒单抗不能用，用了以后就停不下来了

地舒单抗的确需要坚持使用，但这并非由于药物引起的，而是由于骨质疏松这个疾病引起的。骨质疏松主

要是由于随年龄增加、体内性激素水平下降造成的。对于中老年人来说，性激素下降是普遍的生理趋势，因此地舒单抗以及其他骨吸收抑制剂（如阿仑膦酸钠、唑来膦酸），都需要坚持使用。

误解 3　如果不能坚持使用，地舒单抗还不如不用

骨质疏松患者的骨密度是一个持续下降的过程，及时使用地舒单抗不仅可迅速阻止骨密度的继续下降，而且可使骨密度有一定程度的回升。尽管在停用地舒单抗后，由于骨吸收重新加快，骨密度又会出现下降，但总体来说，地舒单抗延缓了骨质疏松的进程，对患者有益。当然，如因某种原因确需停用地舒单抗，应及时接受其他抗骨吸收治疗（如双膦酸盐）。

误解 4　地舒单抗每 6 个月注射 1 次，一天都不能延后

地舒单抗的一般用法是每 6 个月皮下注射 1 次，部分患者可以考虑适当延后注射时间，以避免因过度抑制骨重建水平而诱发颌骨坏死等严重并发症，具体情况要由医生根据其骨代谢标志物水平来决定。

误解 5　注射地舒单抗后，就不需要再补充钙剂和维生素 D 了

　　骨质疏松患者皮下注射地舒单抗后，其骨转换速度减慢，钙从骨骼中释放减少。如果不及时补充钙和维生素 D，患者就容易因为低钙血症而出现肌痉挛等症状。因此，骨质疏松患者在接受地舒单抗治疗期间，应坚持晒太阳、喝牛奶，并补充足量的钙剂和维生素 D。

5. 地舒单抗擅自停药 = 前功尽弃

当 54 岁的王阿姨看到自己 12 个月来腰椎骨密度的变化趋势（见图 5-1）后，后悔地说："要是半年前再注射 1 次地舒单抗，之前增加的骨量就不会丢失了！"

那么，这是怎么一回事呢?

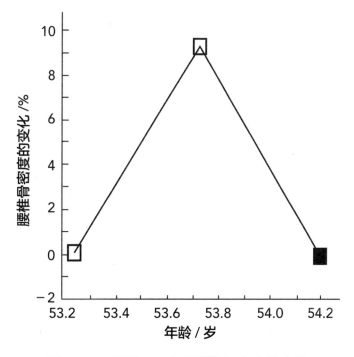

图 5-1　王阿姨 12 个月腰椎骨密度的变化

王阿姨的治疗经过

王阿姨 5 年前自然绝经。12 个月前，在医生的建议下，她接受了 DXA 骨密度检查和血清骨代谢标志物检测。

"尽管从骨密度检查结果来看，目前是骨量减少（T 值为 –1.1），但骨质丢失速度快（血清 CTX 为 761.4pg/mL），如果不及时干预，未来 15～20 年内可能会发展成骨质疏松，骨折风险明显增加。"医生说。

王阿姨觉得医生的话有道理，但按目前医保政策，只能自费皮下注射地舒单抗。

地舒单抗的优缺点

地舒单抗是一种全人源单克隆抗体，能有效抑制破骨细胞的活化，从而发挥抗骨吸收的作用。因此，地舒单抗与双膦酸盐类药物唑来膦酸一样，均属于骨吸收抑制剂，有助于降低骨质疏松症患者椎体、髋部等部位的骨折风险。

与唑来膦酸相比，地舒单抗使用方便（皮下注射）、急性期反应（如发热、肌肉痛等）较少，但地舒单抗抗骨吸收的持续时间明显短于唑来膦酸，因而地舒单抗一般需要每 6 个月皮下注射 1 次。

坚持治疗才能保证药物疗效

6 个月前，王阿姨复查腰椎骨密度上升了 9%。本应继续注射地舒单抗，但王阿姨不愿意再次自费使用（目前地舒单抗的单价为 600 元左右）。

近日复查血清骨代谢标志物时发现，王阿姨血清CTX水平已从 6 个月前的 224.5pg/mL 上升到 711.6pg/mL。骨质丢失速度重新增快，导致王阿姨的腰椎骨密度出现了快速下降。

需要提醒的是，骨质疏松是一种需要坚持治疗的疾病，单用 1 次或数次地舒单抗是远远不够的。只有在医生的指导下坚持用药，才能有效维护骨骼健康，提高晚年生活质量。

6. 双膦酸盐类药物有"假期"

20 世纪 90 年代初，张女士受邀前往国外某著名大学任教至今。近日，她不远万里回国求医。那么，张女士究竟是遇到了什么难题，需要从国外专程赶回来呢？

病史掠影

张女士今年 60 岁，15 年前有左侧乳腺癌切除史，术后接受了放疗和内分泌治疗（他莫昔芬），10 年前绝经。

7 年前，她发现自己身高较年轻时明显缩短（4 厘米），于是前往当地医院接受 DXA 骨密度检查，结果显示腰椎骨密度的 T 值为 –3.1，被诊断为骨质疏松。

在服用钙片的基础上，张女士连续服用 7 年阿仑膦酸钠片（70 毫克，每周 1 次）。从骨密度复查结果来看，腰椎骨密度在服药后的前两年内上升明显，但在服药第 5 年后却出现了下降。

针对后续治疗方案，张女士咨询了当地多位医生。有的医生认为，既然口服阿仑膦酸钠片效果不佳，就应考虑改用唑来膦酸或地舒单抗；有的医生则建议其接受特立帕肽促成骨治疗。

停药是目前最佳选择

门诊空腹抽血后检测发现，张女士的多项骨转换标志物水平低下，其中血清 CTX 仅为 70pg/mL，这主要是因为她长期服用阿仑膦酸钠，骨骼的新陈代谢受到过度抑制。

一般而言，骨质疏松患者在连续服用阿仑膦酸钠 3～5 年后，应考虑停药，进入"药物假期"。这是因为如果继续服用，患者骨密度不仅不会继续升高，反而可能会出现下降，严重时甚至会出现不典型骨折和颌骨坏死等严重并发症。

对于张女士来说，目前不宜选择唑来膦酸和地舒单抗，这是因为这两种药物与阿仑膦酸钠一样，都属于骨吸收抑制剂。同时，她也不宜选择骨形成促进剂特立帕肽，因为该药物有促进肿瘤（如乳腺癌）转移的风险。

停服阿仑膦酸钠是目前张女士的最佳选择。与此同时，张女士仍需要继续服用钙片，并注意均衡饮食、预防跌倒。

控制骨转换水平是主旋律

"那我停药后，怎么办？"张女士问道。

"需要定期检测骨转换标志物，并根据其水平来决定再次服用阿仑膦酸钠的时间和疗程。"医生回答。

"那具体该怎么调整？"张女士继续问。

"一般而言，如果血清 CTX < 200pg/mL，则认为控制达标，可以继续停药；如果血清 CTX ≥ 300pg/mL，提示骨质丢失速度重新加快，应再次服用阿仑膦酸钠。血清 CTX 水平越高，后续服用阿仑膦酸钠的持续时间也就越长。"医生耐心地解释道。

"我需要每个月都去检测骨转换标志物吗？"张女士提问。

"不用的！在长期服用阿仑膦酸钠后，骨骼的代谢速度会变得更加缓慢，因而骨转换标志物只需要 3~6 个月检测 1 次即可。"医生回答。

7. 反复出现肋区疼痛，原因何在

大约 7 年前，八旬的顾婆婆的两侧肋区开始出现疼痛和缩窄感，并伴有胃胀、食欲下降等症状，上述症状在久坐、久立、久行及负重后加重，而在平卧休息后缓解。

顾婆婆曾多次前往某三甲医院的神经内科就诊，医生初步诊断为"肋间神经炎"，并认为"不需要处理"。

顾婆婆也去过消化内科就诊，胃肠镜检查结果显示为"慢性胃炎"，但在服用抑酸药和健胃药后，症状没有明显缓解。

原来是骨质疏松惹的"祸"

3 年前，顾婆婆来骨质疏松门诊就诊。医生观察到她有明显的驼背，故考虑其两侧肋区疼痛与驼背导致胸廓力学改变和肋间神经受压有关。

DXA 骨密度检查显示，顾婆婆的腰椎存在骨质疏松（T 值为 −2.5），故在补充钙和维生素 D 的基础上，静脉滴注唑来膦酸（5 毫克）。顾婆婆感觉两侧肋区疼痛有所缓解，胃胀消失，食欲好转。

唑来膦酸长期使用疗效下降

1年前，顾婆婆第3次接受唑来膦酸治疗，但她发现疗效明显不如前两次。近期她的两侧肋区又出现了明显的疼痛和缩窄感。

国外有研究表明，长期使用骨吸收抑制剂（包括唑来膦酸、阿仑膦酸钠、地舒单抗），在前1～3年内疗效较好，但随着使用时间的延长，疗效会逐渐下降。

因此，对于长期接受抗骨吸收治疗、临床症状缓解不满意的患者，应考虑接受促成骨治疗。

可选择骨形成促进剂特立帕肽

特立帕肽是一种利用基因重组技术人工合成的34个氨基酸片段的药物，可促进骨形成。由于特立帕肽价格较高，且在国内多数地区未进入医保目录，故目前该药在国内应用较少。

一般而言，如有以下两种情况，就应积极选择该药治疗：①像顾婆婆这样，长期接受抗骨吸收治疗但临床症状缓解不明显的患者；②存在严重骨质疏松，特别是有反复椎体骨折病史的患者。

小贴士 　肋骨和胸廓

　　肋骨是一种弧形小骨，人体共有 12 对肋骨。它们与胸椎、胸骨共同构成了一个上窄下宽的胸廓。肋骨的后端均连接于胸椎两侧，第 1 到第 7 对肋骨的前端连于胸廓中央的胸骨两侧，第 8 到第 10 对肋骨前端则借助软骨与上位肋软骨相连，形成肋弓，第 11 对和第 12 对肋骨较短，前端游离于腹壁肌层中（这两对肋骨称为浮肋）。

　　骨质疏松症患者因胸椎压缩后呈楔形变，容易出现驼背。驼背时胸廓前倾，不仅会压迫肋弓部位的肌肉和神经，引发疼痛和缩窄感，还会压迫胃肠道，诱发胃胀、呕吐、便秘、食欲减退等症状。

8. 促成骨治疗后，血肌酐为何升高

近日，收到一位七旬卢婆婆的微信，称她在接受特立帕肽促成骨治疗 2 个月后，血肌酐出现了明显升高。这究竟是什么原因？又该如何处理呢？

卢婆婆的就医经历

3 年前，卢婆婆在无明显诱因的情况下出现了左侧肢体乏力，经过颈椎 MRI 等检查，被诊断为视神经脊髓炎谱系疾病，服用糖皮质激素（泼尼松片）治疗至今。

2 年前，卢婆婆出现了明显的腰背酸痛，且在久立、久行和负重后加重。前往骨科就诊，经 DXA 骨密度检查，卢婆婆被诊断为骨质疏松（其中股骨颈、总髋部和腰椎骨密度 T 值分别为 −2.6、−2.0 和 −4.2）。

卢婆婆在服用碳酸钙维生素 D_3 片（每日 1 片）和骨化三醇（0.25 微克，每日 2 次）的基础上，皮下注射地舒单抗。

特立帕肽的使用情况

3 个月前，由于连续注射 4 次地舒单抗后，卢婆婆腰背酸痛症状并无明显缓解，故医生建议其停用地舒单抗，改用特立帕肽（每天 20 微克皮下注射）进行促成骨治疗。

2 周前，卢婆婆开始出现厌食、乏力。复查血生化，发现她的血钙从 3 个月前的 2.18mmol/L 升高至 2.55mmol/L（参考值范围 2.11～2.52mmol/L），肌酐从 3 个月前的 68.6μmol/L 升高至 94.2μmol/L（参考值范围 41.0～81.0μmol/L）。

医生让卢婆婆立刻停服骨化三醇。1 周后，卢婆婆的厌食、乏力症状缓解，复查血钙（2.29mmol/L）和肌酐（79.63μmol/L）均已明显下降。

停服骨化三醇的原因

特立帕肽是目前国内常用的骨形成促进剂，它在促进新骨形成的同时，也会加快陈旧骨的分解速度。由于陈旧骨分解后会被吸收，骨钙随之释放入血，因此部分患者会出现血钙升高。

特立帕肽可促进体内维生素 D 转化为 1,25- 二羟维生素 D（即活性维生素 D），也就是说患者在接受特立帕肽治疗后，其体内 1,25- 二羟维生素 D 水平通常是充足的。因此，对于接受特立帕肽治疗的患者来说，应注意补充普通维生素 D，而非活性维生素 D（如骨化三醇）。

患者在接受特立帕肽治疗后，如果继续服用活性维生素 D（如骨化三醇），可能会导致血钙进一步升高。血钙升高可能损伤肾小管，导致其浓缩功能下降，进而引发急性肾损伤，出现血肌酐升高以及厌食、乏力等不适症状。

与接受促成骨治疗不同，患者在接受抗骨吸收治疗（如皮下注射地舒单抗）后，由于其骨转换速度下降，骨钙释放减少，容易出现血钙降低，因而需要补充活性维生素 D。

9. 小心！活性维生素 D 可引起厌食乏力

在炎热的夏季，一些体质虚弱、脾胃功能较差的老年人容易出现厌食、乏力等不适，这在中医学上称为"疰夏"。但是，老年人在夏季出现这些症状，并不一定就是"疰夏"，还可能是其他原因引起的。七旬裘奶奶就是这样一个典型的例子。

裘奶奶的发病经过

4 个月前，裘奶奶在浴室洗澡时不慎跌倒，右侧臀部着地。所幸的是，经 X 射线和 MRI 检查，裘奶奶的髋部并未发现骨折。

但骨密度检查显示她存在骨质疏松，故医生给予她皮下注射地舒单抗，并服用碳酸钙维生素 D_3 片（每日 1 片）和骨化三醇（0.25 微克，每日 2 次）。

约在 3 个月前，裘奶奶开始出现厌食、乏力，且体重明显下降（两个月内下降了 3 千克）。裘奶奶自以为是疰夏引起，因而并未太在意。

2 周前，裘奶奶的厌食、乏力症状进一步加重，还出现心悸不适，遂到心内科门诊就诊，接受超声心动图和动态心电图检查，检查结果均未见异常，但血生化检查显示血钙（2.96mmol/L）和肌酐（83μmol/L）升高，故医生建议她到骨质疏松科进一步诊治。

诱因竟然是骨化三醇

人体的血钙水平受到甲状旁腺激素、降钙素等激素的共同影响，在正常情况下不会轻易升高。只有在骨钙快速释放入血（如甲状旁腺功能亢进）或者肠道中钙被大量吸收（如过量服用活性维生素 D）等情况下，才会出现血钙增高。

1 周前，抽血化验发现裘奶奶的血清 25- 羟基维生素 D 不足（21.02ng/mL），甲状旁腺激素明显下降（5.9pg/mL，参考值为 16.0～65.0pg/mL），复查发现血钙进一步增高（3.13mmol/L）。因此，医生考虑裘奶奶的血钙升高是由于每日服用两粒骨化三醇（共 0.50 微克）引起的，并嘱咐她立刻停服骨化三醇。

裘奶奶在停服骨化三醇 3 天后，就明显感到食欲恢复，乏力和心悸症状消失。停服骨化三醇 1 周后，裘奶奶来门诊复查，血钙已降至 2.50mmol/L，肌酐也降至

64.5μmol/L。

骨化三醇为何会诱发中毒症状

骨化三醇是目前国内常用的活性维生素 D 制剂，它在肠道吸收后直接发挥生理作用，包括促进钙的吸收。该药物适用于老年人和肾功能减退的患者，有提高骨密度、减少跌倒、降低骨折风险的作用。

但是，骨化三醇的"安全窗"很窄，即其治疗剂量和中毒剂量接近。在个别人（如裘奶奶）中，即使服用正常治疗剂量（0.25 微克，每日 2 次）的骨化三醇，也可能出现血钙增高，诱发肌酐升高和厌食、乏力等不适。

因此，一般建议老年人每日服用 1 粒（0.25 微克）骨化三醇即可。对长期服用骨化三醇的患者，除了要观察其有无厌食、乏力等不适外，还应注意定期检测血钙和血肌酐。如患者服用骨化三醇后，出现厌食、乏力等不适，且检测发现血钙和肌酐增高，则应考虑骨化三醇服用过量，应立刻停服。

10. 抗骨吸收治疗，能让骨密度回升多少

在骨质疏松的防治方面，人们心中存在着一些误解和疑问，比如骨量减少患者是否需要治疗？单独服用钙片能否阻止骨质丢失？抗骨质疏松治疗大约可使骨密度回升多少年？

这 3 个问题，从郝女士近 7 年来腰椎骨密度的变化趋势（见图 5-2）中，就可以找到答案！

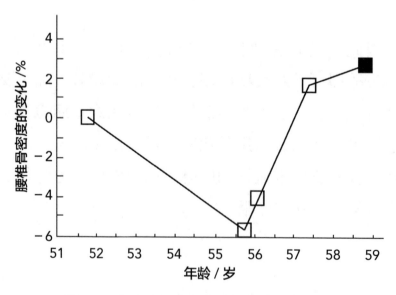

图 5-2 郝女士近 7 年腰椎骨密度变化趋势

郝女士的治疗经过

郝女士在 12 年前（47 岁）绝经，当时未接受绝经激素治疗。

7 年前，郝女士开始出现腰背部酸痛，尤其在久坐、久行和负重时加重，平卧后缓解。

DXA 骨密度检查显示骨量减少（其中腰椎骨密度 T 值为 –2.1），医生建议郝女士接受绝经激素治疗或使用骨吸收抑制剂，但郝女士认为尚未达到骨质疏松的诊断标准，决定先服用钙片。

然而，连续服用钙片 3 年半后，郝女士的腰痛非但没有减轻，反而逐渐加重。复查骨密度显示其腰椎骨质疏松（T 值为 –2.5），故在补充钙片和维生素 D 的基础上，开始服用阿仑膦酸钠片（70 毫克，每周服用 1 次）。

郝女士在服用阿仑膦酸钠片 3 个多月后，感到腰痛不适逐渐缓解，故坚持服用至今。

单独服用钙片不能有效阻止骨质丢失

无论是骨量减少还是骨量正常，绝经后女性都需要在医生指导下考虑是否接受绝经激素治疗或抗骨吸收治疗。绝经后女性体内雌激素水平急剧下降，破骨细胞活性迅速增强，骨质持续快速丢失。从郝女士治疗前腰椎骨密度的变化来看，其骨密度平均每年下降 1.5%。

郝女士连续服用钙片 3 年半，腰痛却逐渐加重，且病情进展到骨质疏松，这是因为单服钙片无法有效抑制破骨细胞的活性。绝经后女性要想抑制破骨细胞的活性，延缓骨质丢失速度，就需要考虑补充雌激素或加用骨吸收抑制剂（如阿仑膦酸钠）。当然，在抑制破骨细胞功能的同时，需要补充钙片。

规范的抗骨吸收治疗可使骨密度回升 5～10 年

抗骨吸收治疗是目前绝经后骨质疏松症防治的主要手段，它不仅可以终止骨质的继续丢失，而且可使骨密度有一定程度的回升。

阿仑膦酸钠是目前临床上广泛应用的双膦酸盐类药物。大量临床研究表明，该药可有效抑制破骨细胞功能，减少骨钙释放，提高骨密度，降低骨折的发生风险。

但是，随着骨吸收抑制剂（包括阿仑膦酸钠）使用时间的延长，患者骨密度的增高速度会逐渐放缓（如郝女士的情况）。换言之，骨密度不可能无限回升，一般抗骨吸收治疗可使骨密度回升 5～10 年，因此绝经后骨质疏松症需要尽早干预和治疗。

第六章
骨质疏松门诊实录

1. 过度防晒，骨折的"隐形杀手"

前不久，我接诊了一位特殊的患者——小王。她因螨虫过敏引发剧烈咳嗽，不料在连续咳嗽 3 次后，出现左侧胸部剧痛。经 X 射线检查，确认其左侧第 10 肋骨骨折！

众所周知，老年人（特别是老年女性）易患骨质疏松，且易在轻微外力作用（包括咳嗽、弯腰、车辆颠簸等情况）下发生骨折。但是，一个 20 多岁的年轻姑娘怎么会在咳嗽后发生骨折呢？

经过检查，医生发现小王的骨密度明显低于同年龄段的正常女性，且存在维生素 D 严重缺乏的情况（血清 25- 羟基维生素 D 为 8ng/mL），其余检查都未见异常。因此，医生认为小王的骨折是维生素 D 严重缺乏导致的骨密度下降、骨脆性增高所致。

天天用防晒霜是主要诱因

追问病史后发现，小王为了保持皮肤白皙，有全年 365 天使用防晒霜的习惯。无论是夏季还是冬季，无论是晴天还是雨天，小王每天早晨起床后都会使用防晒霜，在夏季午后还会再补涂 1 次。

我们曾经调查了 100 多位 20 ～ 50 岁（平均年龄为 35 岁）中青年女性的防晒霜使用情况。结果发现，有 15% 的女性全年 365 天使用防晒霜，见图 6-1。

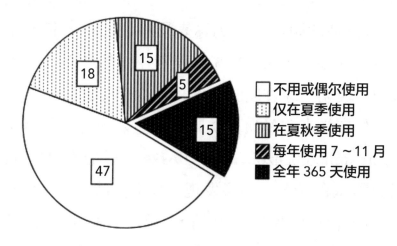

图 6-1　中青年女性防晒霜使用的情况（%）

人类体内约 80% 的维生素 D 是由皮肤中的 7- 脱氢胆固醇经阳光紫外线照射后转变而来，因而长期使用防晒霜，可导致维生素 D 合成不足。维生素 D 可促进肠道吸收钙和磷，抑制甲状旁腺激素释放，保证骨骼正常生长发育和新陈代谢。

防晒霜可明显抑制维生素 D 合成

根据波长和生物学效应，紫外线可分为 3 个波段：①短波紫外线（波长 100～280nm），穿透能力弱，均被大气臭氧层吸收，不能到达地球表面；②中波紫外线（波长 280～315nm），可穿透大气层，占地表紫外线的 5%，易被玻璃阻隔，能到达表皮基底层；③长波紫外线（波长 315～400nm）占地表紫外线的 95%，可透过薄衣物、玻璃，穿过皮肤表皮，到达真皮层。

国外有学者曾经研究防晒霜的主要成分对氨基苯甲酸（para-amino benzoic acid，PABA）影响女性皮肤维生素 D 合成的情况。结果发现，促进皮肤合成维生素 D 的紫外线光谱为 290～320 纳米，而 PABA 吸收的紫外线光谱为 240～400 纳米。因此，使用含有 PABA 的防晒霜后，促进皮肤合成维生素 D 的阳光紫外线绝大部分（约 95%）被 PABA 吸收，皮肤就难以产生维生素 D 了。

如何正确使用防晒霜

首先，年轻女性应注意合理使用防晒霜的使用频率，并坚持参加户外活动。当然，在夏秋季阳光强烈时，应适当使用防晒霜。

其次，经常使用防晒霜的女性，要注意多食用富含维生素 D 的食物，如水产类、菌菇类、奶类、蛋类、动物肝脏等。

最后，经常使用防晒霜的女性，要注意定期检测血清 25- 羟基维生素 D 水平。对维生素 D 缺乏或不足者，应在医生指导下补充维生素 D。

 什么是 SPF 和 PA

SPF 和 PA 均是防晒化妆品的专用术语。阳光防护系数（sun protection factor，SPF）用于评价防晒化妆品防止皮肤发生日晒红斑的能力。我国法规要求 SPF 的标识以产品实际测定的结果为依据，当产品的实测 SPF 值 > 50 时，标识为 50+。SPF 值越大，防日晒红斑效果越好。

长波紫外线防护因子（protection factor of UVA，PA）是评价防晒化妆品防止皮肤晒黑及光老化的防护指标，可以分为 +、++、+++、++++ 四个等级，级别越高，产品防护紫外线晒黑的能力越强。

一般而言，当紫外线指数 < 2 时，不需要防晒；短时间室外活动时，可使用报纸、衣帽、遮阳伞来防晒；较长时间的阳光下活动，可选择 SPF 25 ~ 30/PA++ ~ +++ 的防晒霜；

在海滩、高原、雪山等环境，或在春末、夏初的阳光下活动，可选择 SPF 50+/PA++++ 的防晒霜。

2. 围生期为何出现多发椎体骨折

小霞发病经过

小霞自幼家境贫困，营养状况欠佳，体质较弱，但没有慢性肾病、风湿性疾病、慢性乙型肝炎等疾病。

9 年前，小霞首次怀孕时一切正常，但在产后第 3 天弯腰时突然感到腰部疼痛。在当地医院进行 DXA 骨密度检查后，医生发现她患有骨质疏松（其中腰椎骨密度 Z 值为 -4.1），嘱其补钙。大宝出生 3 个月后，小霞改为人工喂养。

10 个月前，小霞再次怀孕。1 个月前（妊娠 36 周），当她试图搬起一个约 10 千克的纸箱子时，背部突然出现剧痛，只能平卧，不敢翻身。小霞只要翻身，她的腰背部就出现钻心般的疼痛……

3 周前，小霞忍痛分娩出二宝（体重 4 000 克），并开始母乳喂养（乳量充足）。小霞感到腰背部疼痛进一步加剧，遂来院就诊。MRI 检查显示，她的胸 6、胸 7、胸 9、腰 1、腰 3 等 5 个椎体出现了新鲜压缩性骨折。

根据小霞的病史和检查结果，医生诊断为妊娠哺乳相关性骨质疏松症（pregnancy and lactation-associated osteoporosis，PLO），并请小霞立刻停止母乳喂养，再在补钙的基础上皮下注射地舒单抗。2周后，小霞的腰背疼痛明显缓解，可以自由翻身、下床走动了。

PLO 发生机理

PLO 是指在妊娠晚期（即孕 28 周后）到产后 18 个月（特别是在哺乳前 6 个月内）出现的一种严重骨质疏松症，其发病率约为（4～8）/100 万。由于人们对该病的认识不足，且部分患者在停止母乳喂养后疼痛症状自然缓解，因此推测其实际发病率可能更高。

PLO 主要表现为腰背部、臀部、下肢的剧烈疼痛，伴有日常活动受限，并容易诱发骨折。骨折好发于下位胸椎和上位腰椎，偶可发生在髋部、肋骨等处。剧烈疼痛、多发椎体骨折，不仅会严重影响母亲的生活质量，而且还可能遗留慢性腰痛，具有较高的残疾率。那么，女性在妊娠哺乳期间为何会出现 PLO 呢？

钙需求增加 女性在妊娠哺乳期间的钙需求明显增加，骨钙动员加速。在哺乳阶段，女性每天约可丢失 300 毫克钙，如哺乳 3 个月即可丢失 25～30 克钙，占全身钙量的 3%，其中约 10% 的钙丢失来源于椎体，因而患者的椎体骨密度降低更加明显，也更容易发生骨折。

孕前低骨量　在一般情况下，女性在妊娠哺乳期间生理水平的骨质丢失，不会诱发该病及其相关骨折的发生，但如果女性年幼时营养不良、妊娠前骨量低下，再加上妊娠哺乳时骨质丢失较多（如胎儿较大、乳汁较多、哺乳时间过长），就会导致骨质疏松。

多次、高龄妊娠　女性在妊娠后骨量都会有所下降，妊娠次数越多，出现该病的风险也就越高。此外，女性的峰值骨量一般出现在 25 ~ 30 岁，此后开始下降，若女性在峰值骨量下降后再次妊娠，骨量下降速度就会加快。从国内报道的 PLO 患者来看，约 2/3 是 30 岁以上的孕产妇。

当然，该病的发生还可能与遗传因素、基因突变、钙摄入不足、维生素 D 缺乏、缺少锻炼等因素有关。

PLO 防治策略

随着国家生育政策的不断调整，多次妊娠、高龄妊娠的女性逐渐增多，可以预计该病的发病人数将会增加。那么，育龄女性如何来防治 PLO 呢？

做好孕前准备　育龄女性要坚持富钙、低盐和适量蛋白质的均衡饮食，坚持散步、跑步、爬山等室外活动，并提前（6～12 个月）接受骨密度和维生素 D 等检查，对维生素 D 缺乏者应及时补充。

孕期充分补钙　女性在妊娠和哺乳期间每日钙的需要量为 1 000～1 200 毫克，因而在正常饮食（约可补充 400 毫克钙）的基础上，还需要再饮用 500 毫升左右的牛奶，必要时可加服钙片。此外，女性在妊娠和哺乳期间每日需要补充维生素 D 400～800IU。

孕期密切观察　要主动关心妊娠哺乳女性的健康状况，如其出现腰背疼痛症状，应考虑到 PLO 及其脆性骨折的可能，并及时就诊。由于单纯补钙不能有效抑制哺乳女性的骨质丢失，且目前缺乏用于妊娠哺乳期间的抗骨质疏松药物，故对诊断为 PLO 的哺乳期女性，应尽早停止母乳喂养。

及时接受治疗　患者要注意卧床休息，避免负重和跌倒。对已停止母乳喂养的 PLO 患者，除了可以酌情应用地舒单抗、双膦酸盐类等抗骨质疏松药物外，还应做好避孕措施。有资料表明，约 1/3 的 PLO 女性在再次妊娠后会发生骨折。总体来说，该病患者预后良好。

小贴士 何谓 T 值和 Z 值

　　在 DXA 骨密度测量的报告中，一般使用 T 值或 Z 值来判断骨密度水平。T 值是受测者骨密度与年轻人群比较的结果，而 Z 值是受测者骨密度与同年龄段人群比较的结果。对于绝经后女性、50 岁及以上的男性，选择 T 值来诊断，如 T 值 ≤ -2.5 即可诊断为骨质疏松；而对于绝经前女性和 50 岁以下男性，选择 Z 值来诊断，如 Z 值 ≤ -2.0 则提示为"低骨量"或"骨密度低于同年龄段预期范围"。

3. 围绝经期后为何容易出现腰背疼痛

张女士 5 年前月经周期出现明显变化后，开始出现腰背部酸痛，去年绝经后，腰背部疼痛加重，她否认有明显外伤或跌倒史。

腰背疼痛常在久立、久行后出现，负重后加重，平躺休息后可以缓解。前几年她连续烧七八个菜都没有问题，而现在烧一两个菜，腰就痛得受不了了；她也不敢去 1 千米外的菜场买菜了，即使是手提两三千克重的菜走路，腰也痛得回不了家……

不是打针，就是在去打针的路上

张女士来到当地医院就诊，医生为她安排了针刺治疗。针刺后，她的腰背疼痛确实有所缓解，但过了两三天，腰背又开始痛起来了。

如此反复 3 个月后，医生改用"小针刀"对张女士治疗，每周 1 次，连续治疗 10 次。治疗结束后的前 3 天内，张女士的疼痛有所缓解，但到了第 4 天，疼痛依旧。

随后，医生又改用"刃针"治疗张女士，但"刃针"治疗过程很痛，治疗前需局部注射麻醉药。尽管张女士每周都坚持治疗，但前前后后持续了两年，她的症状并未得到明显改善。

无奈之下，张女士前往某大学附属医院的疼痛科接受冲击波治疗，每次耗时 20 分钟左右，治疗时很痛，治疗结束后全身轻松，但过了三四天，她的疼痛又复发了。

张女士又到骨科就诊，MRI 检查显示："腰 5 ~ 骶 1 椎间盘变性并膨出"。但医生认为，没有明显神经根压迫症状，因此不需要进行手术治疗。

近半年来，张女士一直在当地中医院接受"穴位封闭"治疗。医生给她注射了激素（醋酸曲安奈德注射液），每两周 1 次，但腰背疼痛反而加重。

张女士腰背疼痛的"罪魁祸首"

张女士的腰背疼痛，其实是源于她进入围绝经期后，体内雌激素水平迅速下降，破骨细胞活性明显增加，骨质快速丢失，进而诱发骨质疏松。

这一判断的理由有二：一是张女士腰背疼痛是在进入围绝经期后出现的，发病前并无明显外伤和跌倒史，腰部 MRI 检查也未见明显的椎体骨折或椎间盘突出压迫神经根、硬膜囊的情况；二是因为张女士腰背疼痛范围较广，且在久立、久行后出现，负重后加重，平躺休息后能缓解。

DXA 骨密度检查显示，张女士存在骨质疏松（腰椎骨密度 T 值为 −2.5），血清骨代谢标志物检测显示骨质丢失快（CTX 为 1 043pg/mL），这证实了张女士的腰背疼痛是由于其骨质快速丢失引起的。

张女士腰背疼痛的处理和反思

张女士腰背疼痛是由于骨质快速丢失引起的，并无明显软组织损伤，因而针刺、小针刀、刃针等治疗方法收效甚微，而长期穴位注射激素，不仅无助于缓解腰背疼痛，而且会诱发骨质疏松和纤维化瘢痕，加重慢性腰痛症状。

张女士在静脉滴注唑来膦酸注射液（5 毫克）后，第 2 天就感觉腰背疼痛明显缓解，第 3 天已基本无痛感。1 个月后张女士复查血清 CTX 明显下降（100.7pg/mL），这表明张女士的骨质丢失速度已得到有效控制。

因此，张女士不应再去做针刺治疗或"穴位封闭"治疗，但她应坚持晒太阳、喝牛奶，多参加室外活动，并注意加强腰部锻炼，定期复诊。

4. 驼背，其实是椎体在"无声塌陷"

前些日子回家探亲，我看到父亲走路时总是驼着背。

"老爸，你为什么驼着背？"

询问之下，得知父亲近期常有背痛，故我安排他去做胸椎 MRI 检查，结果显示部分胸椎呈楔形压缩性改变。

原来，父亲患有骨质疏松，驼背是由于多发胸椎骨折引起的。

老年男性也会患骨质疏松

提到骨质疏松，人们常常会想到老年女性，其实老年男性也会患骨质疏松。2018 年中国骨质疏松症流行病学调查显示，在 65 岁以上的老年男性中，骨质疏松症患病率为 10.7%，也就是说在每 10 个老年男性中就有 1 个患有骨质疏松症。

男性骨质疏松的发生和发展，取决于其年轻时的峰值骨量以及此后的骨丢失速率。男性骨质疏松的病因复杂，除了遗传因素，激素（如生长激素、睾酮和雌二醇）水平的持续下降、营养物质（如蛋白质、钙、维生素 D）摄入不足、不良生活习惯（如吸烟、嗜酒）、多种慢性疾病（如性腺功能减退症、强直性脊柱炎）、长期使用促进骨丢失的药物（如糖皮质激素）等，都可能诱发或加重男性骨质疏松。

老年男性骨质疏松症防治策略

老年男性首先要养成良好的生活习惯，如低盐饮食、常喝牛奶、戒烟限酒等；其次要坚持参加室外活动，并积极防治慢性支气管炎等疾病；第三要定期接受骨密度和血清骨代谢标志物检测。

阿仑膦酸钠是目前老年男性骨质疏松症防治的常用药物，该药物能有效抑制破骨细胞功能，减少骨钙释放，提高骨密度，降低老年男性骨质疏松症患者脆性骨折的风险。当然，老年男性骨质疏松症患者也可以选择静脉滴注唑来膦酸或皮下注射地舒单抗。

如何正确服用阿仑膦酸钠

阿仑膦酸钠的常用剂量是每周 1 片（70 毫克）。为避免漏服，患者可根据自身情况，选择一周的某一天

（如星期一或星期五）服用。患者可以制作一张卡片，放在餐桌醒目的位置。如果当天漏服，可以在次日清晨补服。

需要注意的是，阿仑膦酸钠不是肠溶片，它若长时间停留在食管内，容易诱发食管炎。因此，该药正确的服用方法是，在清晨空腹时，用不少于 250 毫升的温开水吞服（不宜咀嚼或吮吸药片），且在服药后 30 分钟内保持上半身直立，避免躺卧。

连续服用阿仑膦酸钠的时间通常不少于 6 个月，但也不宜超过 3～5 年。此外，对于患有反流性食管炎、胃和十二指肠溃疡、严重低钙血症、严重肾功能不全（肌酐清除率小于 35mL/min）、近期准备接受牙科手术的患者，应慎用该药。

5. 一个椎体骨折了，其他椎体也就危险了

多米诺效应是指在相互联系的系统中，一个小的初始能量可能会引发一连串的连锁反应，老年人的椎体骨折也是如此。

刘女士反复椎体骨折情况

刘女士今年 68 岁，但她在 37 岁时就已绝经。当时，刘女士没有去医院检查早绝经的原因，也未接受规范的抗骨质疏松治疗。

3 年前，刘女士在雨天外出时，不慎滑倒、臀部着地，当即感到腰部剧痛，但未及时就医，在家平躺静养 3 个月后，疼痛逐渐缓解。

3 个月后，刘女士在家扫地时突感腰部疼痛、无法动弹，随即前往当地医院就诊。MRI 检查显示，她有两个椎体新鲜骨折，接受椎体成形术后疼痛缓解。

2 年前的一个傍晚，刘女士在跳广场舞时，突感腰背部剧痛，去医院检查，又发现一个椎体新鲜骨折，只

得再次接受椎体成形术。

2个月前，刘女士夜间起床如厕时不慎绊倒，再次出现腰背部疼痛，检查发现又有两个椎体新鲜骨折，第3次接受椎体成形术。

然而，术后刘女士一直感到腰背部隐痛不适，严重影响其生活质量，便来骨质疏松门诊就诊。MRI检查显示，她的 $T_9 \sim T_{12}$、$L_1 \sim L_3$ 等7个椎体压缩性骨折，其中 T_9、T_{10}、T_{12} 和 L_2、L_3 为椎体成形术后改变。

椎体骨折"多米诺效应"的原因

首先，椎体相继发生骨折是骨质疏松症患者病程自然进展的表现之一。一个椎体发生骨折，往往提示其他椎体（特别是相邻椎体）也已经发生骨质疏松或接近骨质疏松。

其次，椎体骨折后（包括接受椎体成形术后），椎体的形态和硬度发生改变，破坏了脊椎正常的生理曲度和相邻椎体之间的力学平衡，从而使患者在跌倒或受到其他外力作用时容易发生骨折。

最后，绝大多数椎体骨折患者，在骨折后没有及时接受规范的抗骨质疏松治疗。椎体骨折后，由于平卧休息、活动减少、营养不足等原因，骨质丢失速度加快，骨质疏松程度加重，椎体骨折风险增加。

合理选择药物可降低椎体骨折风险

　　双膦酸盐类药物是降低椎体再发骨折风险的常用药物，其中阿仑膦酸钠和唑来膦酸较为常用。唑来膦酸通常每年只需静脉滴注 1 次（5 毫克），不过其发热等急性期反应较为常见。

　　新型抗骨质疏松药物地舒单抗，6 个月皮下注射 1 次，十分方便，且不良反应少见。研究表明，连续使用地舒单抗 36 个月，可使绝经后骨质疏松患者新发椎体骨折风险下降 68%。

　　对于长期接受双膦酸盐类药物或地舒单抗治疗，仍反复发生椎体骨折的患者，应尽早考虑使用骨形成促进剂特立帕肽，其总疗程一般不超过 24 个月。

6. 腰椎内为何出现月牙形"囊性病变"

近年来，腰椎骨折的病例屡见不鲜，然而椎体内出现"水泡"的病例却不多见。

张大爷痛苦的晚年生活

72 岁的张大爷自幼生活艰辛，17 岁开始就跟父辈们一起外出拉板车赚钱补贴家用。

3 年前，张大爷在家晾晒棉被时，突发腰背部疼痛，前往医院接受 MRI 检查，发现第 12 胸椎新鲜骨折，接受椎体成形术后，疼痛缓解。

9 个月前，张大爷夜间外出时不慎被台阶绊倒，又出现腰背部疼痛，MRI 检查结果显示第 1、第 5 腰椎新鲜骨折，再次接受椎体成形术。术后，张大爷虽然仍有腰背部酸痛，但能正常行走。

5 个月前，张大爷乘坐儿子的私家车回东北老家，历经 17 小时的颠簸。到家后，他感到腰背部酸痛不适加重，本来以为休息几天就能好转，不料疼痛加剧，不仅无法正常走路，而且在床上翻身都出现困难……

原来是 Kummell 病在作祟

张大爷的 MRI 检查结果显示，胸 12、腰 1、腰 5 椎体低信号（椎体成形术后改变），腰 4 椎体局部囊变。骨科会诊后，确诊为腰 4 椎体 Kummell 病。接受椎体成形术后，张大爷的腰背部疼痛明显缓解，已能借助拐杖行走。

Kummell 病是德国外科医生 Hermann Kummell 于 1895 年首次提出的一种疾病，是椎体压缩性骨折的并发症，其发病率约为 7% ~ 37%。Kummell 病主要表现为渐进性的腰背疼痛、活动受限，进而发展为顽固性疼痛、椎体塌陷和神经功能损伤。

目前普遍认为，椎体缺血性坏死和假关节形成是 Kummell 病的主要发病机制。Kummell 病最重要的影像学表现是椎体裂隙征，即在 X 线片上可见塌陷椎体内有横向、线形或半月形不透射线阴影。

MRI 检查是诊断椎体裂隙征的有效工具，但椎体裂隙征在 MRI 检查中的表现，取决于椎体裂隙内液态和气体的含量。张大爷腰椎 MRI 检查中出现半月形"水泡"样病变，主要是因为其椎体裂隙内充满液态的坏死组织。

Kummell 病的防治

第一，老年男性和绝经后女性要注意骨质疏松的防治。骨质疏松患者，特别是有椎体骨折史的严重骨质疏松患者，要注意避免跌倒和长途旅行，以免诱发椎体骨折。

第二，接受保守治疗的椎体骨折患者，应严格卧床休息 3 个月，避免过早起床活动，并接受规范的抗骨质疏松治疗。对于经保守治疗无效且疼痛明显的患者，应及时接受椎体成形术，以免因为长期接受保守治疗而诱发 Kummell 病。

第三，对渐进性的腰背疼痛、活动受限的患者，应警惕罹患 Kummell 病的可能性，及时接受 X 射线、MRI 等检查。需要注意的是，简单的 X 射线检查在早期可能难以诊断 Kummell 病，但通过连续的 X 线片可以观察到椎体进行性压缩和脊柱后凸畸形的变化。

第四，对确诊的 Kummell 病患者，一般建议及时接受椎体成形术，以缓解疼痛、恢复椎体高度、矫正后凸畸形。若患者出现脊柱不稳和神经功能受损的情况，则可以选择椎弓根螺钉固定、椎体置换等手术治疗方案。

7. 连续七个椎体骨折，谁是"元凶"

8年前，66岁的王阿姨在走路时不慎跌倒、臀部着地，随即出现腰部剧痛、无法活动，到医院接受 MRI 检查，确诊为胸12椎体新鲜压缩性骨折。医生建议她接受椎体成形术，但王阿姨选择了保守治疗，回家平卧静养3个月后，疼痛有所缓解。

按照我国《原发性骨质疏松症诊疗指南（2022）》的标准，有腰椎脆性骨折史即可诊断骨质疏松症，需及时进行抗骨质疏松治疗。然而，王阿姨因怕麻烦而一直未去医院就诊。

王阿姨近期椎体骨折情况

8个月前，王阿姨在无明显诱因的情况下出现咳嗽症状，前往呼吸内科就诊。胸部 CT 检查显示"左肺下叶、右肺中叶占位伴远端少许阻塞性改变，肿瘤性改变待排"，但支气管黏膜下组织的病理结果提示为"肉芽肿性炎"，最终诊断为肺内炎性肉芽肿。

　　7 个月前，王阿姨开始服用甲泼尼龙片，初始剂量为 16 毫克。4 周后复查胸部 CT，发现"左肺下叶、右肺中叶斑片影，范围明显缩小"，故逐渐减少甲泼尼龙的剂量，目前剂量为 8 毫克。

　　近日，王阿姨在无明显诱因的情况下突然感到腰背疼痛，而且身高明显下降（年轻时身高 160 厘米，目前只有 145 厘米），MRI 检查结果显示 $T_9 \sim T_{12}$、$L_1 \sim L_3$ 共七个椎体发生压缩性骨折，除胸 12 椎体外，其余 6 个均为新鲜压缩性骨折。

糖皮质激素促进骨质丢失的机制

　　王阿姨近期出现的多发椎体骨折，与其长时间服用高剂量糖皮质激素有关。患者在接受糖皮质激素治疗后，骨质丢失在第 1 年内最为明显（约为 10% ~ 20%），以后每年约丢失 3%。

　　糖皮质激素可通过以下途径造成骨质丢失。

　　抑制成骨细胞活性　长期应用糖皮质激素可明显抑制成骨细胞的活性，影响骨骼中 I 型胶原和非胶原蛋白的合成，导致骨量减少、骨脆性增加。

　　减少性激素合成　糖皮质激素可抑制垂体分泌促性腺激素，从而减少体内性激素的合成，减弱对骨骼的保护作用，加速骨质丢失。

减少钙磷的吸收 糖皮质激素可抑制小肠对钙、磷的吸收，增加肾脏尿钙的排泄，导致血钙降低。血钙降低可刺激甲状旁腺分泌甲状旁腺激素，引起继发性甲状旁腺功能亢进，使骨吸收速度加快。

此外，糖皮质激素会引起肌肉减少、肌力下降，也可诱发骨质丢失，并增加跌倒及其相关性骨折风险。

只服钙片不能有效抑制骨质丢失

糖皮质激素性骨质疏松贵在早期预防、早期治疗，但患者和医生对此并未给予足够重视。有调查资料显示，在接受糖皮质激素治疗超过 3 个月的患者中，接受骨质疏松预防治疗的比例不到 15%。

在王阿姨服用甲泼尼龙期间，呼吸科医生为她开具了钙片来预防骨质疏松，这是远远不够的。王阿姨已确诊骨质疏松，且需要长期服用高剂量甲泼尼龙（甲泼尼龙 8 毫克相当于泼尼松 10 毫克），属于极高骨折风险人群，因而应选用地舒单抗、唑来膦酸、特立帕肽等抗骨质疏松药物进行治疗。

请骨科会诊后，医生建议对王阿姨 6 个新鲜骨折椎体进行椎体成形术，以迅速缓解疼痛、防止椎体继续塌陷、尽早恢复脊柱生理曲度。但王阿姨仍然希望采取保守治疗，故嘱王阿姨注意卧床休息、加强营养支持，并选择特立帕肽促成骨治疗。

小贴士　哪些患者属于极高骨折风险

骨质疏松症患者可分为高骨折风险和极高骨折风险人群，符合骨质疏松症诊断标准的患者均属于高骨折风险人群，但如再合并以下 1 条危险因素，就属于极高骨折风险人群。

1. 高跌倒风险或伴有慢性疾病导致的跌倒史。

2. DXA 骨密度测量 T 值＜ −3.0。

3. 24 个月内有脆性骨折史。

4. 有多发性脆性骨折（包括椎体、髋部、腕部、肱骨近端等）史。

5. 在接受抗骨质疏松药物治疗期间发生骨折。

6. 正在使用高剂量糖皮质激素（每日服用泼尼松 ≥ 7.5 毫克，且持续超过 3 个月）。

8. 腰背疼痛，不能都怪"骨质疏松"

常有一些患者因腰背疼痛到骨质疏松门诊就诊，其中部分患者的疼痛不是由骨质疏松引起的，因而如果患者出现疼痛，应注意明确病因。58 岁的马女士就是这样一个典型的例子。

马女士的疼痛和就医经历

马女士在 49 岁绝经后，一直未接受抗骨质疏松治疗，平时也无明显的腰背疼痛症状。

约一个半月前，马女士在无明显诱因的情况下出现腰背疼痛、脖子僵硬、下蹲困难，但无明显发热、头痛和视物模糊等不适症状。

她首先前往骨科门诊就诊，DXA 骨密度检查显示存在骨质疏松。医生为她开具了阿仑膦酸钠片和钙片，但马女士服用 2 周后，症状并未明显缓解。

随后，马女士又前往附近的中医院就诊，颈椎正侧位片显示存在骨质增生，予牵引、针灸、红外线照射等治疗 4 周，但效果不佳。

她再到骨科专家门诊就诊，专家为她开具了腰椎
MRI 检查，结果显示其椎间盘稍膨出。专家说，没有新
鲜骨折，可继续服用阿仑膦酸钠治疗骨质疏松。

其实是风湿性多肌痛在作祟

尽管马女士患有骨质疏松，但她目前的症状并非由
骨质疏松引起。骨质疏松患者确实可以出现腰背疼痛，
这种腰背疼痛的特点是在久立、久行或负重后加重，平
卧休息后缓解，不会出现脖子僵硬、下蹲困难等症状。

进一步检查发现，马女士的红细胞沉降率（83mm/h，
参考值范围 0～20mm/h）和超敏 C 反应蛋白升高（28.1mg/L，
参考值范围 0～10mg/L），但类风湿因子、抗核抗体、
人类白细胞抗原 B_{27}、结核感染 T 细胞和肿瘤标志物等
检查都未见异常，故诊断为风湿性多肌痛。

风湿性多肌痛是一种以肩胛带、颈部、骨盆带等四
肢和躯干近端肌肉疼痛和僵硬为主要表现，伴红细胞沉
降率明显增快为特点的临床综合征。该病多见于 50 岁
以上的中老年人（女性多于男性），与年龄、免疫、环
境和遗传等因素有关，是一种大血管炎症。由于该病缺
乏确诊的特异性检查指标，因此容易被误诊误治。

小剂量糖皮质激素（如泼尼松 10～15 毫克 / 日）是治疗风湿性多肌痛的常用药物，它可迅速缓解症状，并使红细胞沉降率和超敏 C 反应蛋白水平持续下降。多数患者可在两年内停药，少数患者需要长期小剂量应用糖皮质激素维持治疗。

中老年人腰背疼痛的常见病因

腰肌劳损　长期弯腰工作或者生活姿势不正确时，就容易出现腰肌劳损，表现为腰部隐痛、钝痛、腰部无力感，在劳累后加重、休息后缓解。治疗关键在于纠正不良姿势，辅以理疗、针灸和腰背部锻炼，腰痛常可缓解。

椎间盘突出　腰痛伴臀部或下肢疼痛、麻木时，常提示有椎间盘突出压迫神经，腰椎 MRI 或 CT 检查可确诊。治疗方法包括针灸、理疗等，同时需注意平卧休息（硬板床为佳），避免长时间坐在沙发或床上看电视、玩手机。

椎管狭窄　行走过程中下肢逐渐出现明显的疼痛、麻木和沉重感，以至于不能继续行走，但在休息片刻后上述症状缓解，可能是椎管狭窄的表现。腰椎 MRI 检查可明确诊断，针灸、理疗等治疗措施效果有限，病情严重者需手术治疗。

强直性脊柱炎 腰骶部疼痛不适，清晨或久坐后疼痛加重且伴有僵硬感，活动后症状缓解，腰椎 CT 或 MRI 检查提示骶髂关节炎症性病变，人类白细胞抗原 B_{27} 阳性，应考虑强直性脊柱炎。患者要注意坚持锻炼，合理休息，可服用非甾体抗炎药物。

此外，一些恶性肿瘤（如肺癌、直肠癌、前列腺癌等）转移到脊椎时，也可能出现腰背疼痛。因此，当中老年人出现腰背疼痛时，务必先明确病因，然后进行针对性的治疗。

9. 这种抗病毒药物，可能是你骨痛的"真凶"

半年前，门诊来了一位年逾七旬的王阿姨。王阿姨体形消瘦（身高 1.64 米，体重 41 千克，体重指数仅为 15.24kg/m^2），依靠助行器行走，一进诊室就说："疼死了！"

那么，这是怎么回事呢？

求医 8 年，疼痛却逐渐加重

王阿姨年轻时身高 1.65 米，体重约 50 千克。

8 年前，她发现自己日渐消瘦，怀疑是"生了肿瘤"，于是前往当地医院就诊。然而，经过全身检查（包括骨髓穿刺）后，医生并未发现病因，也未采取任何治疗措施。当时血生化检测显示血磷偏低（0.79mmol/L），但未引起医生的重视。

4 年前，王阿姨的体重继续下降，同时髋部开始出现疼痛，并出现行走障碍。3 年前，她的行走障碍进一步加重，外出时需要依靠助行器。

王阿姨曾辗转于当地多家医院就诊，MRI 检查结果显示：腰椎、骶椎椎间盘变性、膨出。多次血生化检查均显示血磷下降（0.70mmol/L 左右）。尽管她尝试过服用活血化瘀的中药和中成药，但效果均不明显。

2 年前，王阿姨去当地某医院就诊，DXA 骨密度检查显示骨质疏松（其中腰椎骨密度 T 值为 –4.5、全髋部 T 值为 –4.6）。医生给予阿仑膦酸钠（70 毫克，每周服用 1 次）进行抗骨质疏松治疗，但王阿姨连续服用 6 个月后，髋部疼痛未见明显缓解。

疼痛未除，骨折又反复出现

1 年前，王阿姨在无明显诱因的情况下出现难以忍受的双侧肋部疼痛，无法翻身、穿衣，甚至不敢大声说话，痛苦不堪。当地医院胸部 CT 及肋骨重建检查结果显示"左侧第 5、第 7 肋骨，右侧第 8 肋骨新鲜骨折，右侧第 3、第 5、第 9 肋骨陈旧性骨折"。

半年前，王阿姨来院就诊。门诊血生化检查显示血磷为 0.63mmol/L（参考值 0.81～1.51mmol/L），碱性磷酸酶为 133U/L；胸腰椎 MRI 检查显示椎体呈双凹样改变。

追问病史，发现王阿姨有长达 30 年的慢性乙型肝

炎病史，且在 11 年前开始服用阿德福韦酯（每日 10 毫
克）进行抗病毒治疗至今。结合临床症状和检查，医生
认为王阿姨长期骨痛、行走障碍、反复骨折是因为长期
服用阿德福韦酯导致低磷骨软化症，故立刻停止服用该
药，改服恩替卡韦片进行抗病毒治疗。

在调整抗病毒药物治疗后，王阿姨的血磷水平逐渐
上升（3 个月时复查血磷为 0.82mmol/L），骨痛也逐渐
缓解，活动能力持续改善。近期到门诊复诊，她的血磷
已恢复正常（1.12mmol/L），骨痛基本消失，行走时不
用再依赖助行器。

阿德福韦酯可引起低磷骨软化症

近年来，研究发现长期服用阿德福韦酯可损害肾脏
近曲小管功能，导致包括磷酸盐在内的多种物质的重吸
收减少。由于血磷水平低下，新形成的骨骼基质无法正
常矿化，从而诱发骨痛、行走障碍，甚至反复骨折。国
内有学者对 243 例服用阿德福韦酯的慢性乙型肝炎患者
进行平均为期 3.8 年的随访，发现其中 49 例（20.2%）
出现低磷血症。

在王阿姨长达 8 年的求医过程中，之所以一直未找
到病因，主要是因为医生对血磷降低缺乏足够的重视。

与血钾、血钠和血钙相比，血磷常常被人们忽视，其实磷作为一种基本元素，在人的生命活动（特别是在骨骼的发育和矿化）中起着重要作用。磷是骨骼羟基磷灰石的组成元素之一，磷含量不足时，羟基磷灰石难以形成，从而导致骨软化。

由于骨骼矿化障碍，患者接受 DXA 骨密度检查时，可发现其骨密度比同龄人低，但 DXA 骨密度检查无法区分低磷骨软化和骨质疏松症。与骨质疏松症患者不同，骨软化症患者接受抗骨质疏松药物（如阿仑膦酸钠）治疗后，骨密度不会出现明显升高，疼痛等症状也不会得到明显缓解。

因此，长期（特别是 3 年以上）服用阿德福韦酯的慢性乙型肝炎患者，应注意定期随访，如出现血磷下降、碱性磷酸酶异常升高，或出现长期骨痛、行走障碍，就应考虑是阿德福韦酯引起的，须及时换用其他抗乙肝病毒药物进行治疗。

10. 慢性骨痛八年，警惕肿瘤性骨软化症

如果一位骨质疏松患者，接受规范的抗骨质疏松治疗后，疼痛等症状没有明显缓解，需考虑其可能患有其他疾病。七旬王阿姨就是这样一个典型病例。

长期骨痛、行走障碍

8年前，王阿姨在无明显诱因的情况下开始出现两侧肋部疼痛，且常在夜间被痛醒。她先后前往骨科、内科、内分泌科就诊，X线片显示双侧多发肋骨骨折，DXA骨密度检查提示骨质疏松。然而，在服用阿仑膦酸钠片（70毫克，每周服用1片）一年半后，她的疼痛并未明显缓解，骨密度也未见增高。

6年前，王阿姨逐渐出现行走困难，需要依靠拐杖行走。她曾到某大学附属医院内分泌科就诊，当时检测显示血磷为0.46mmol/L，但王阿姨未按时复诊。

5年前，王阿姨去某医院骨科就诊，医生认为王阿姨行走困难是因为"腰椎出了问题"，建议其接受腰椎

内固定手术。但术后，王阿姨行走困难未改善。随后，她又到某大学附属医院骨科就诊，医生仍考虑骨质疏松，改用静脉滴注唑来膦酸治疗2次，但王阿姨肋部疼痛没有缓解，行走困难反而逐渐加重。

3年前，王阿姨改用助行器。此后，她多次前往省城多家医院就诊，诊断结果依然是骨质疏松。医生改用皮下注射地舒单抗治疗，但连用2次，效果依然不明显。

近8年来，除了疼痛没有缓解、行走障碍逐渐加重外，王阿姨的体重从63千克逐渐减至43千克，身高也从1.63米降至1.42米，呈轻度驼背。

原来是肿瘤在作祟

1年前，王阿姨在受凉后出现明显咳嗽、咳痰、发热等症状，前往当地医院住院治疗。抽血后，医生发现她的血磷只有0.25mmol/L，于是请内分泌科医生会诊。

内分泌科医生首先考虑原发性甲状旁腺功能亢进的可能性，但甲状旁腺超声未见明显肿大。医生表示，血磷低无特效药物，建议王阿姨回家后"吃得好一点"。

2周前，王阿姨来院就诊，结合患者病史、症状和相关检查结果，考虑她可能患有肿瘤性骨软化症

（tumor-induced osteomalacia，TIO）。接受 18F- 奥曲肽 PET-CT 检查，结果显示："左足第一、二趾间足底皮下结节影，大小约 1.3 厘米 ×0.9 厘米，标准摄取值最大值为 8.1"。

王阿姨在外科接受了肿瘤切除手术，术后病理切片为磷酸盐尿性间叶性肿瘤。术后 5 天复查，王阿姨血磷已恢复正常（1.19mmol/L）。术后 1 个月，王阿姨的疼痛基本消失。

手术切除是根治 TIO 的主要方法

TIO 主要是由于磷酸盐尿性间叶性肿瘤分泌成纤维生长因子 -23，促进尿磷排出，使新形成的骨基质无法正常矿化，从而出现骨痛、行走障碍，甚至骨折。由于 TIO 极为罕见（国外有资料显示发病率 < 1.3/100 万），加上医生对该病认识不足，因此该病极易被误诊误治。

根据上海交通大学医学院附属第六人民医院的资料，TIO 患者的肿瘤可分布在全身各处，最常见的部位是下肢（约 40%），其次是头颈部、髋部和骨盆，其中 47.5% 位于骨组织、52.5% 位于软组织。18F- 奥曲肽 PET-CT 和 ^{68}Ga-Dotatate PET-CT 显像是目前 TIO 患者肿瘤定位的主要方法。

手术切除是治愈 TIO 的唯一方法。若肿瘤切除不彻底，容易导致肿瘤复发，因此应该适当扩大手术切缘宽度。当肿瘤无法定位或无法切除时，患者可接受药物治疗，包括补充磷酸盐和活性维生素 D、服用布罗索尤单抗。总体来说，TIO 的预后良好。

11. 甲状旁腺腺瘤切除后，为何骨痛依旧

3 周前，54 岁的张女士来到门诊，一坐下就开始诉苦："半年前一起住院接受颈部手术的患友们，现在都康复得很好，为什么我还是全身疼痛、浑身无力？"

这是怎么回事呢？

张女士第 1 次甲状旁腺手术

约在 7 年前，张女士（47 岁绝经）开始出现反复跌倒、骨骼疼痛、翻身困难和步态改变，同时身高和体重出现明显下降。她曾多次前往多家医院就诊，但一直未能明确病因。7 个月前，张女士到省城某医院就诊，DXA 骨密度检查显示骨质疏松，医生给予她皮下注射地舒单抗治疗。但是，张女士感到疼痛等症状并未明显缓解。

1 周后，张女士到当地医院就诊，检测发现血清甲状旁腺激素增高（276pg/mL）、血钙升高（2.76mmol/L）、血磷下降（0.37mmol/L），甲状旁腺超声检查显示"左侧

甲状腺中上极背侧稍高回声结节，考虑甲状旁腺腺瘤可能"，故诊断为原发性甲状旁腺功能亢进。

张女士在全身麻醉下接受了甲状旁腺腺瘤切除手术。术后第 3 天复查血清甲状旁腺激素（93.6pg/mL）和血钙（2.54mmol/L）下降，而血磷上升（0.72mmol/L）。术后两周，张女士感到骨骼疼痛、翻身困难等症状缓解。

张女士第 2 次甲状旁腺手术

术后，张女士服用碳酸钙维生素 D_3 片（每日 1 片）和阿法骨化醇胶丸（每次 0.50 微克，每日 1 次），曾经反复出现手指麻木和腿抽筋的症状，未引起患者重视。

术后 2 个月，张女士重新出现骨骼疼痛和翻身困难，当地医院复查显示，血清甲状旁腺激素升高至141.4pg/mL，血磷再次下降（0.43mmol/L），但血钙保持正常（2.53mmol/L）。

3 周前，张女士来院就诊，检查显示血清甲状旁腺激素 132.5pg/mL、血钙 2.91mmol/L、血磷 0.46mmol/L；甲状旁腺超声显示甲状腺右叶下极低回声结节，甲状旁腺来源可能；甲状旁腺 ECT 显像显示右侧甲状腺下极延迟摄取示踪剂增高，考虑甲状旁腺腺瘤可能。因此，张女士再次接受了甲状旁腺腺瘤切除术。术后第 3 天复查，血清甲状旁腺激素为 13.9pg/mL、血钙为 2.07mmol/L、血磷为 0.81mmol/L。

术后，张女士服用碳酸钙维生素 D_3 片（每次 1 片，每日 2 次）和骨化三醇（每次 0.50 微克，每日 2 次），其骨骼疼痛、翻身困难等症状逐渐消失。

这个病例的 3 点启示

首先，对骨质疏松患者的诊治，除了需要接受 DXA 骨密度检查外，还应常规检测血清甲状旁腺激素和血生化指标。对于血清甲状旁腺激素明显增高，且伴血钙增高、血磷下降的患者，应考虑甲状旁腺功能亢进的可能性，并进行相应检查。

其次，绝大多数（约 85%）甲状旁腺腺瘤是单发的，但也有可能像张女士一样出现多发或合并增生的情况。因此，术前除了进行甲状旁腺超声检查外，还应进行甲状旁腺 ECT 显像等检查，如发现有多个腺瘤和增生，应考虑同时手术切除。

最后，切除甲状旁腺腺瘤后，由于血清甲状旁腺激素水平迅速下降，体内 1,25- 二羟维生素 D 合成困难，容易导致低血钙，进而出现手足搐搦，即"骨饥饿综合征"。低血钙除了可引起手足搐搦外，还可能刺激未切除的甲状旁腺，诱发甲状旁腺功能亢进。因此，在甲状旁腺腺瘤术后，除了需要积极补充钙片和普通维生素D外，还应注意加服骨化三醇，其常用剂量是每天0.5~4.0微克（2~16片），分多次口服。当然，血钙维持正常后，骨化三醇应逐渐减量，以免发生高钙血症。

需要说明的是，张女士在首次接受甲状旁腺腺瘤切除术后2个月时，血清甲状旁腺激素上升、血磷下降，但血钙正常，这与其术前接受地舒单抗治疗有关。地舒单抗可明显抑制骨钙释放，但当张女士皮下注射地舒单抗6个月后，由于其抗骨吸收作用减弱，骨钙释放增加，故患者在第2次术前血钙重新增高（2.91mmol/L）。

12. 慢性疼痛久治不愈，可能是心理在"求救"

在骨质疏松门诊，常会有一些慢性疼痛的患者前来求医。尽管这些患者的确患有骨质疏松，但其目前的疼痛不适并非由骨质疏松引起，而可能是由风湿免疫性疾病、肿瘤，甚至精神疾病引起的。65 岁吴女士就是这样一个典型的例子。

求医 3 年，疼痛却反复出现

约 3 年前，吴女士在无明显诱因的情况下开始出现背部疼痛，并逐渐累及双下肢。疼痛表现为晨轻夜重，并伴有皮肤麻木、烧灼感，疼痛严重时无法胜任日常家务劳动。

吴女士曾经多次前往当地医院就诊，接受了胸部 CT 和抽血检查，但均未发现异常。她接受了一段时间的中药调理后，疼痛并未明显缓解。

1 年前，吴女士来院就诊，红细胞沉降率、类风湿因子、抗核抗体、人类白细胞抗原 B_{27} 等检查均无异常。但 DXA 骨密度测量显示骨质疏松，骨代谢标志物检测显示骨质丢失速度较快，故被诊断为绝经后骨质疏松。

在皮下注射地舒单抗后，吴女士感觉背部和下肢疼痛明显缓解，"整个人的气色也好起来了"。6 个月前，吴女士再次来本院就诊，皮下注射地舒单抗，但是这次注射后"效果不佳"，她仍然经常感到背部和关节疼痛。

吴女士曾先后多次前往当地某三甲医院骨科、疼痛科就诊，尝试镇痛药（塞来昔布）、肌内注射降钙素注射液等多种治疗方法，但疼痛仍然经常出现。

疼痛不是由骨质疏松引起的

虽然吴女士的确存在骨质疏松，但她当前的疼痛症状并非完全由骨质疏松引起。

首先，骨质疏松的典型症状是腰背部酸痛（此时常伴骨质丢失速度加快），在接受地舒单抗治疗后，随着骨质丢失速度下降，疼痛会缓解。吴女士在首次接受地舒单抗治疗后疼痛确实有所缓解，但在 6 个月前再次接受地舒单抗治疗后仍然经常出现疼痛，说明疼痛并非由骨质疏松引起。

其次，尽管老年女性骨质疏松患者常伴有退行性关节炎，可以出现膝、髋等关节疼痛，但不会像吴女士一样整个下肢（包括关节、肌肉、皮肤等）都出现疼痛。

如果疼痛不是由骨质疏松或风湿免疫性疾病引起，那么就要考虑精神疾病方面的可能性。经精神卫生科会诊，吴女士被诊断为"躯体形式障碍"，在服用度洛西汀胶囊等药物后，其疼痛症状逐渐消失。

何为躯体形式障碍

躯体形式障碍是一种以持久的担心或相信某些躯体症状的观念为特征的一组神经症，女性患者多于男性患者。患者因为这些症状反复就医，但各种医学检查结果为阴性仍不能打消其疑虑，或患者的确存在某种躯体疾病，但其严重程度不足以解释患者当前的痛苦和焦虑，吴女士就属于后一种情况。

躯体形式障碍的发生与遗传、个性特征、神经生理、心理社会等多方面因素有关。该疾病表现为反复出现、经常变化、多种多样的躯体不适症状。患者除了肢体疼痛、麻木外，还可能出现腹痛、腹胀、恶心、呕吐等胃肠道症状，气短、胸痛等呼吸循环系统症状，以及尿频、排尿困难等泌尿生殖系统症状。在诊断躯体形式障碍时，须与抑郁症、疑病症、精神分裂症等疾病进行鉴别。

对于躯体形式障碍，药物治疗是重要方式之一。在治疗过程中，医生需以耐心、同情态度倾听患者的讲述，理解其痛苦，并积极向患者解释疾病知识，帮助其认识疾病性质、增强治疗信心。